吃飽了再減肥

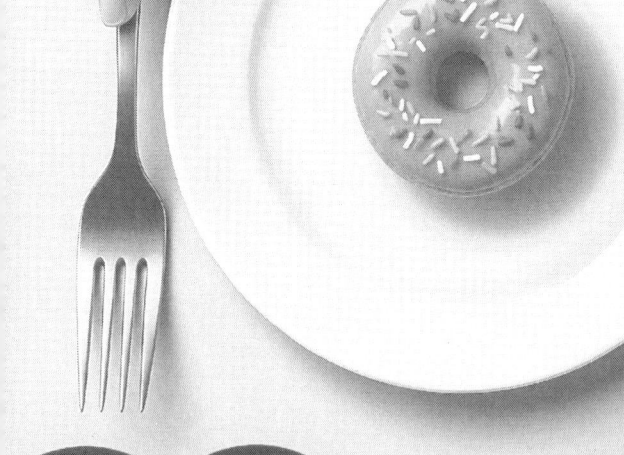

康軍仁 著

醫生最想要你忘掉的那些「專業」建議！從基礎代謝到飲食時機，不挨餓也能瘦的健康真相

減重不再靠意志力，靠的是懂醫學的腦

減肥的事，別再靠自己亂試　　不靠少吃挨餓，而是吃對吃飽

對症減肥最關鍵，依體質與年齡選對方法
醫師親授減重實證，破解飲食與體重的迷思

目錄

- 序言 …………………………………………… 005
- 前言 …………………………………………… 009
- 第一章　減肥陷阱百百種 …………………… 013
- 第二章　醫學營養減重最可靠 ……………… 017
- 第三章　限制熱量才是減肥正道 …………… 025
- 第四章　高蛋白飲食減脂保肌 ……………… 033
- 第五章　輕斷食不只是網紅話題 …………… 041
- 第六章　減重有時間規律可循 ……………… 049
- 第七章　穩住代謝是減重成敗關鍵 ………… 061
- 第八章　看體脂才是真正減肥 ……………… 069
- 第九章　催吐減重千萬不可行 ……………… 077
- 第十章　長得胖是因為不會吃飯？ ………… 083
- 第十一章　減肥運動怎麼做才對？ ………… 095

目錄

- 第十二章　想靠睡眠減肥怎麼做？……………… 109
- 第十三章　減肥後體重反彈怎麼辦？……………… 115
- 第十四章　減肥後便祕怎麼辦？…………………… 123
- 第十五章　減肥後掉髮怎麼辦？…………………… 133
- 第十六章　減肥一定要靠代餐嗎？………………… 141
- 第十七章　減肥遇上假期怎麼辦？………………… 151
- 第十八章　花錢減肥真的有用嗎？………………… 161
- 第十九章　二甲雙胍適合用來減肥嗎？…………… 169
- 第二十章　兒童應該要如何減肥？………………… 179
- 第二十一章　患多囊性卵巢症侯群後如何減肥？…… 187
- 第二十二章　想靠減重控糖該怎麼開始？………… 195
- 第二十三章　備孕期如何安全減重？……………… 203
- 第二十四章　40歲後女性該如何減重？…………… 215
- 第二十五章　孕期和產後怎麼開始減肥？………… 227
- 減肥大實話………………………………………… 239
- 彩蛋：想要變胖怎麼辦？………………………… 263

序言

當超重和肥胖的發生率逐步增加，減肥便成為大家生活中耳熟能詳的話題。

其實，肥胖症是一種疾病，可以引起血糖、血壓、尿酸升高，可以導致脂肪肝、多囊性卵巢症候群等多種疾病。

作為一種疾病，肥胖症的診斷和治療都有規範，科學合理的營養治療是最基礎、最安全的治療，也是控制慢性病，落實健康指南的重要措施。

營養治療不是簡單的不吃碳水化合物，不吃晚飯，而是有專業的要求和設計。只是單純的餓肚子，很難成功減肥，且容易出現併發症，如掉髮、便祕、結石等。

所以，減肥看似簡單，實則非常專業。近年來，到營養科諮詢減肥的朋友們越來越多。大家都發現，正規醫院的營養科，實在是減肥CP值最高的選擇。

本書系統性地介紹了臨床營養科門診常用的幾種減肥策略；探討了減肥本身的客觀規律；闡述了減肥中常見的問題和迷思以及應對策略；同時，對於特殊族群如兒童、多囊性卵巢症候群患者、糖尿病患者等減肥的要點也進行了詳細說明；特別強調了生活方式的改變，如吃飯技巧、運動、睡眠等在減肥和預

序言

防減肥反彈中的重要作用。

本書作者康軍仁醫師是外科醫師出身的營養醫師,主要從事營養不良的診療,擅長腸道廔管、短腸症候群、神經性厭食症、十二指腸潰瘍和腫瘤晚期等疾病的營養治療,可以說工作前十年主要是替「瘦子長肉」。

因此,在一本專門講減肥的書中,康醫師專門寫了一節怎麼增重的內容,當作「彩蛋」。

近年來,隨著肥胖患者減重需求日益強烈,康醫師主要研究替「胖人減肥」,門診的減肥的工作量越來越多,對於肥胖相關併發症的診療,有一定的經驗和體會,尤其擅長多囊性卵巢症候群女性朋友們的減重後懷孕準備,贏得了患者朋友們的信賴和認可。

醫師的培養,既要「在床旁看病人」,有臨床實踐經驗;又要結合理論與實驗,講究實證醫學,了解熟知最新的學術動向和最新的研究證據,並結合臨床,歸納總結,「一切以患者為中心」。在日常臨床門診工作之餘,康醫師的愛好是「讀文獻」和「寫文章」,能把最新的減肥研究說得頭頭是道,所寫的減肥學術論文也都發表在國際期刊上,有一定的學術造詣。這種「學術慣性」一以貫之的,也似乎帶到了本書裡,在一本講減肥的科普書裡,每一個觀點後面都有科學研究證據的支持,全書引用了一百多篇文獻,科學性和專業性值得信賴,但同時也讓人有些

擔心，會不會寫成了枯燥的學術論文。通讀全文後，我們都鬆了一口氣，書中不是文獻的羅列，而是針對減肥過程中的實際問題，多講「為什麼」和「怎麼辦」，著重實踐，文字生動活潑。

康醫師也是一位「科普達人」，時常登上健康節目宣導健康觀念，也常在各大健康相關平臺發表文章。

這本書是康醫師耕耘減肥領域多年實踐經驗的總結。希望他不忘初心，繼續努力，在肥胖症的治療和科普上取得更大的成績。

祝願想減肥的朋友們都能成功。

于康

臨床營養科主治醫師，教授，博士研究生指導教授，主任

序言

前言

　　近年來，肥胖症的發生率在全球顯著增加。肥胖症是一組常見的代謝症群，會引起全身多個系統的併發症，例如，糖尿病、高脂血症、高尿酸血症、脂肪肝、黑色棘皮症、多囊性卵巢症侯群、腎臟疾病、腫瘤等，這些併發症帶給個人、家庭和社會沉重的負擔，同時也增加了健保費用和國家公共衛生的投入。

　　對肥胖症的常見治療方式包括對營養和生活方式進行改善、使用藥物治療、手術治療、心理治療和行為改善等，而科學合理的營養治療結合運動介入仍是目前最有效、成本最低、最安全的肥胖症基礎治療方式，也是控制併發症的重要措施。

　　在這種現狀下，海內外有關減肥的研究若汗牛充棟，名稱內包含肥胖症或以肥胖為名的學術期刊就有數十種，而關於肥胖的研究論文則成千上萬篇。

　　減肥或者說體重管理，無論在任何層面上來說皆意義重大。而在實際生活中，減肥的迷思也有很多。

　　大家在減肥過程中常追求效果而易致減肥過度。為此，往往會遇到各式各樣的情況，例如，運動無效、掉髮、月經異常、便祕、基礎代謝降低……

前言

比如每天跳繩 3,000 下，同時配合其他的減脂運動，為什麼 3 個月了體重不變？並且發現只要不運動，第二天體重就不會動？

人體具有強大的自我調節能力，過度地減肥會造成人體消耗過多肌肉，當體重明顯下降時，身體會啟動自我保護機制來關閉部分功能，例如，生長頭髮。為此，不合適的減重一定會讓人望著滿地的頭髮而長嘆。同時，如果是女性，過度減肥還會引起月經不調，甚至繼發性無月經。如果長期如此，可能造成卵巢早衰，提前進入停經。如果改變及時，體重恢復，月經可以恢復正常。

從理論上來說，減肥是一件容易的事，而在實際減肥過程中卻完全不是這麼一回事。

為什麼肥胖後月經異常，過度減肥後依然會月經異常？月經異常後怎麼辦？

為什麼節食減重容易出現基礎代謝率下降？如何在保持正常基礎代謝的情況下減肥？

為什麼人會因為不會吃飯變胖？如何在保持健康飲食的情況下減肥？

為什麼睡不好會變胖？如何在保持健康睡眠的情況下減肥？

為什麼減肥後容易便祕？要如何解決便祕問題？

為什麼減肥後容易掉髮？要如何解決掉髮問題？

為什麼網路上的減肥產品不可靠？代餐減肥究竟是什麼意思？

為什麼做運動減肥沒成功？如何有效地運動減肥？

為什麼減肥能緩解糖尿病？糖尿病人如何減肥？

為什麼減肥得花錢？如何在減肥中避免不必要的花銷？

為什麼過節容易胖？假期如何控制體重？

為什麼不建議吃減肥藥？減肥時需要服用二甲雙胍嗎？

為什麼現在的小朋友越來越胖？兒童應該如何減肥？

為什麼減肥會反彈？減肥後反彈怎麼辦？

……

針對上述種種問題，不妨聽一聽站在減肥研究領域最前線，擁有多年實踐經驗的臨床醫師的聲音。

本書作者為臨床營養科主治醫師，自2014年開始從事醫學營養減肥臨床和研究工作，近三年，每年門診接診超重或肥胖患者2,000餘例／次，共計幫助患者減肥近萬公斤；2020年幫助一名患者從144kg減到了98kg。

為幫助超重或肥胖族群健康科學地減肥，作者結合最新的研究和臨床實踐，深入地剖析和細緻地描述減肥過程中最常見的「為什麼」和「怎麼辦」的問題，最終整理、總結，於是便成為此書，希望此書能夠幫助肥胖患者們科學減肥，健康減肥。

前言

第一章
減肥陷阱百百種

減肥之路漫漫其修遠兮，披荊斬棘，誰沒走過幾段冤枉路。

很多人在減肥之路上費盡心思，花個幾百元去點穴減肥，買上千元的減肥餅乾，甚至尋求各種管道購買進口的「超級減肥藥」……這些不正規的方法和產品在極短的時間內讓減肥的人看到了明顯的效果。儘管體重可能很快就反彈，但是仍有很多朋友陷在短暫減肥成功的感受裡，並在這些方法和產品中反覆投入大量的金錢。然而，這些不正規的減肥方法和產品往往對人體健康有極大的威脅，對身體造成傷害的例子數不勝數。花錢事小，但是在不健康的減肥路上付出血的代價甚至生命，那就得不償失了。

陷阱一 「多動」，磨壞了關節

大多數人會想當然地認為，減肥一定要「少吃多動」。但是很少有人知道，對於肥胖族群，「多動」並非最佳的減肥方式。

第一章　減肥陷阱百百種

肥胖族群體重過重，身體關節部位負擔重於普通人，動不動走兩萬步或者爬樓梯這些過於「多動」的運動方式，不但難以滿足肥胖族群的減肥需求，反而會使他們因為關節負擔過重而出現運動損傷。

生活中，經常有肥胖族群第一次來醫院就診就是去骨科，原因就是運動不當出現了雙腳骨刺、踝關節或膝關節磨損的症狀，當是時，悔之晚矣。

如果您的身體質量指數（BMI）＞ 28，年齡大於 40 歲，那麼過於「多動」一定不是最佳運動選擇，切記！

陷阱二　「多運動」，評估心臟功能

大多數人會想當然地認為，減肥一定要「多運動，要達到強度」。但是很少有人知道，部分肥胖族群的血管裡已經滿是斑塊，並且往往因為肥胖而導致心臟超負荷運轉。

另外，少數人存在先天的心臟問題，他們在日常生活中可能沒什麼感覺，甚至對自己的心臟問題毫不知情，如果盲目增加運動強度，會讓身體出現很危險的狀況。

針對這類減肥族群，如果未對自身的心臟功能進行評估就盲目地增加運動量和強度，很可能會誘發急性心血管疾病，出

陷阱四 「新療法」,別成了「小白鼠」

現心律失常、心梗,甚至猝死。

為此,在制定運動計畫前,不妨先評估心臟功能。

陷阱三 「粗糧好」,加重腎功能損害

大多數人會想當然地認為,減肥一定要「多吃五穀雜糧」。但是很少有人知道,對於肥胖族群而言,尤其是當他們同時患有高血壓、冠心病和高尿酸血症等多種代謝疾病後,人體腎臟的功能也會受到損害。這種損害是日積月累、逐步出現的,因此有些年輕人最初抱著減肥的目的去看門診,結果在檢查後發現自身出現肌酐酸升高、蛋白尿等腎功能損害的表現。

五穀雜糧的蛋白質效價略低且嘌呤含量略高,所以,慢性腎臟功能損傷,或者伴隨高尿酸血症者,應該少吃五穀雜糧,因為可能會加重腎臟損害和升高尿酸。

陷阱四 「新療法」,別成了「小白鼠」

大多數人會想當然地認為,有朋友用了「國外流行的減肥新療法,效果非常好」。但是很少有人知道,對於肥胖族群而言,正規的減肥方法只有飲食生活方式的改善與控制、藥物和手術

第一章　減肥陷阱百百種

治療等，這是基於已有的研究證據、專家共識和指南推薦的減肥方法。

「新療法」，歸根究柢就是包裹著華美外殼的、透過忍受飢餓帶來體重下降的減肥方式。這些減肥方式往往是流於表面的，雖然有誘人的噱頭，實則科學性不足，很難經得住臨床研究和實踐的驗證。

使用這些方法，達到短期的體重下降多歸功於飢餓，掉的體重往往是肌肉多於脂肪，雖然快速見效，但同時存在嚴重的體重反彈問題，且容易因骨骼肌消耗造成身體健康程度下降，抵抗力下降等情況。

在此特別提醒，如果想要透過手術的方式進行減重，那麼一定要到具有正式資格與認證的醫院就診，避免因手術流程不合規定而造成傷口感染等後果，導致自身健康受到威脅。所謂的「新療法」不一定「可行」，要擦亮眼睛。

同樣是減肥，大家盯著的是「掉了幾公斤」，很多減肥中心盯著的是「你的錢包」，而醫師盯著的是「你的健康」。

減肥路上踩雷的案例數不勝數，要想達到安全而有效的減肥效果，不妨透過醫院進行正規的治療。

第二章
醫學營養減重最可靠

減肥不能單純依靠飢餓!

減肥是要限制熱量的,「餓」一天兩天容易,而長期「餓」是需要專業技巧的。

減肥的專業性特別容易被忽略,因為減肥是生活中太普通的一件事了,普通到沒有「門檻」。在「自媒體時代」,網路上各大自媒體平臺也都有各種「減肥專家」提供的減肥食譜。同時因為營養科學減肥的流行,網路上很多自媒體部落客將去醫院減肥的流程寫成攻略,這些攻略在網路上十分受歡迎,粉絲紛紛留言說快把食譜傳上來⋯⋯

然而這些網路上的減肥食譜顯然是不可靠的。

曾經有個阿姨來門診諮詢,說她的女兒以前有憂鬱症,最近透過藥物治療恢復效果不錯,於是跟網路影片學了一種叫「燕麥牛奶減肥」的方法減肥,就天天吃牛奶燕麥,剛瘦幾公斤很快又胖回來了,整個人狀態又開始出現異常。網路上有很多的減肥方法,例如,「21 天減肥法」、「蘋果減肥法」、「哥本哈根減

肥法」（其實哥本哈根沒有減肥法）⋯⋯這些方法大多依靠噱頭，實質上就是透過飢餓達到短期降低體重的目的。只要堅持餓肚子，前兩三週肯定能瘦，但後期無論怎樣節食，體重也不會發生變化，反而一吃就反彈。

但是，減肥易反彈還不是最可怕的。

有人自行「生酮減肥」，患上重症胰腺炎住進ICU；有人自行節食減肥，出現膽結石；有人減肥一味地吃五穀雜糧，吃到痛風；有人抽脂減肥，感染死亡；有人去埋線減肥，導致傷口感染天天換藥；有人服用網路上熱門減肥產品，吃出各種身體問題；有人在訓練營減肥猝死；有人亂吃代餐把肝腎功能吃壞。

這些現象並非危言聳聽，而是經常發生的真實事件，所以說因減肥擾亂自身代謝規律反而是最輕的後遺症。為此，想要安全健康地減肥，不妨試試醫學營養減重。

醫學營養減重

第一，安全排第一

同樣是減肥，為什麼一定要去醫院進行醫學營養減重呢？

減肥中心、網路熱門減肥法、醫院營養科或內分泌科⋯⋯究竟哪一個最可靠？哪一個CP值最高？哪一個最安全？

毋庸置疑，一定是醫院。

醫院營養減重最大的優勢就是安全，在安全的基礎之上再保證減肥有效果，這是患者和普通減肥中心所不具備的。

之所以強調安全減肥，是因為人在肥胖後有很大機率患上與肥胖相關的疾病，有一點患者自己不知道，此時帶「病」減肥就可能有危險。

有的朋友第一次發現自己尿蛋白裡有加號、血肌酐酸異常、腎功能有問題時，不是在腎內科問診時，而是在想要減肥，前來體重管理門診時。事實上，有約6%的肥胖族群存在腎功能異常，異常情況出現的原因部分和肥胖有關，然而他們自己是完全不知情的，這時他們再去盲目減肥、亂吃代餐、吃五穀雜糧很可能會加重腎功能損傷，誘發不可逆的損害。

有的朋友在來營養科門診減肥時才第一次發現自己血壓高。有部分小朋友體重增加後家長也不太在意，結果一測量血壓200多mmHg，甚至惡性高血壓。這時，家長們只好帶領小朋友先去看內科。在這種情況下盲目減肥，尤其是參加高強度的減肥訓練營是十分危險的！

有的朋友在來營養科門診減肥時才第一次發現自己心臟有先天缺損。平時活動無影響，但確實存在器質性的缺損，必須要手術治療，只好先去外科手術。這時盲目減肥，尤其是參加高強度的減肥訓練營也是十分危險的！

第二章　醫學營養減重最可靠

還有其他疾病會導致減肥出現各種問題，例如，糖尿病、高尿酸血症、高脂血症、多囊性卵巢症侯群、憂鬱症，甚至乳腺癌、子宮內膜癌、甲狀腺癌等，在這些疾病的影響下，哪裡的減肥機構又能比醫院安全呢？畢竟在醫院，所有的問題都會有專業的醫師來處理。

選擇醫學營養減肥，不僅僅是因為醫師懂得診斷疾病，保證患者安全，也因為醫學營養減重是真正具有科學理論支撐的。

第二，先風險評估

基於安全性方面的考量，在正式開始醫學營養減重前要先評估風險。

在醫院營養科門診問診時患者可能會被醫師問及這些問題：體重增加的情況；有沒有合併脂肪肝、糖尿病等情況；平時飲食運動睡覺等生活習慣；有無自行減肥和反彈的經歷。對於女性還要了解月經、生育史、既往用藥情況等。

在營養科門診減肥，首先需要做以下身體檢查。

（1）身高、體重、腰圍、身體質量指數（BMI）、身體組成和血壓。

（2）血常規、肝腎功能、血脂、甲狀腺功能、胰島素、糖化血色素、維生素 D 等。

（3）尿常規、24 小時尿蛋白和尿肌酐酸比。

(4) 心電圖和心臟超音波。

(5) 肝膽超音波和泌尿系統超音波。

以上的檢查並非「過度醫療」，而是針對肥胖患者可能患有的疾病的全面「篩檢」。

檢查血常規是因為有人長期吃素、長期節食、長期月經異常，可能會出現貧血；檢查肝腎功能是因為肥胖後可能會出現肝功能異常，轉氨酶（AST、ALT，又稱 GOT、GPT）升高等情況；檢查血脂是因為肥胖後血脂異常太常見，血脂過高時患者需要使用藥物介入；甲狀腺功能異常，無論甲亢或甲減，都會導致基礎代謝率不穩定，減肥減不動；檢查胰島素和糖化血色素是因為很多肥胖患者會伴有胰島素抗阻，有人合併血糖異常；檢查維生素 D 是因為很多人久坐室內，維生素 D 嚴重缺乏，影響減重；進行尿液常規檢查是因為有些人長期不吃主食，導致尿液出現酮體陽性；檢查 24 小時尿蛋白和尿肌酐酸比是肥胖或基礎腎臟疾病可能會導致這些指標異常；檢查心電圖和心臟超音波是因為很多肥胖患者心臟代償偏重，或者先天合併異常；檢查肝膽超音波是因為肥胖後脂肪肝太常見，部分患者長期不吃早飯，易患有膽囊息肉或結石；檢查泌尿系統超音波是因為有人自行節食後出現腎或輸尿管結石。

病史詢問也是一樣的道理，如果有類似庫欣氏症候群、甲狀腺功能低下症、肢端肥大症等基礎疾病；有抗精神病藥、抗憂鬱藥、抗癲癇藥、抗組胺等用藥情況，在不加了解的情況下

第二章 醫學營養減重最可靠

盲目減肥,很可能事倍功半,還擾亂了患者自身的代謝,進一步影響患者健康。

醫學營養減重和其他的疾病門診就診一樣,按部就班地詢問病史、和進行各種輔助檢查,力求診斷明確,風險評估完整,而後「量身訂做」營養方案。

第三,療效有保障

醫學營養減重有療效,經歷過的都知道,大多數肥胖患者在醫院營養科門診診療後,平均每月減 3 到 4 公斤;不用太餓,有時候還吃得挺多;不太反彈,長期回診可以保持穩定的體重。

因為有理論高度,營養專家在減重科學研究的基礎上,進一步引申和總結了減重策略。

例如,高蛋白質飲食法,能夠改善胰島素抗阻,不容易反彈;間歇性斷食飲食法,學術地位很高;熱量限制飲食法,能夠維持減肥後體重不反彈,是減肥的「正道之光」。

因為有定期回診,醫學營養減重的標準化流程既考慮了肥胖的共性,也考慮到患者的個體差異,在減重過程中會不斷地微調。每個月的回診,醫師都會為患者制定下個月的減重目標和要強化的內容,提供應對新問題的方案等。定時回診,是持續減重、安全減重和防止反彈的有效策略。

減肥不是體重減得越快越好，而是掌握節奏，穩中有降。醫學營養減重能保護肌肉組織，只減肥肉，因此能使患者基礎代謝率保持穩定，不容易反彈。

第四，CP 值最高

醫學營養減重，又是「私人訂製」，又有療效，那花費也不少吧？

非也。實際上醫院營養減重，只需要支付醫院的掛號費，以及上文提及的相關檢查費用，各家院所可能略有不同，多數都有健保給付。

減肥任重而道遠，「久經考驗」的朋友們在減肥上的經濟投入不少，比較之下，醫學營養減重是十分划算的！

第二章　醫學營養減重最可靠

第三章
限制熱量才是減肥正道

醫院營養科常用的減肥方案有三種,即高蛋白飲食、間歇性斷食(輕斷食)和熱量限制飲食法。

熱量限制飲食法,顧名思義,是在大家日常飲食的均衡飲食基礎上進行攝取熱量限制,是長期減肥最適用的膳食模式,是減肥膳食的「正道之光」。

熱量限制飲食法的分類

一說限制熱量攝取,大多數人可能會想,這不就是少吃嗎?不就是熱量赤字嗎?實際上,限制熱量攝取跟網路上說的餓肚子完全是兩件事。

熱量限制飲食法,不僅僅是少吃,而是要將重心落在飲食平衡上,要有肉蛋奶蔬果主食,以此為基礎,適當地控制熱量的攝取。

熱量限制多少合適呢?有三種常見的限法。

第一種,按比例減少。例如,減少人每天熱量需求總量的

第三章　限制熱量才是減肥正道

25%、30%或50%及以上。這種限制方式較為激進，適合短期內做減肥研究用，不建議用於生活中；此外，每天只給總熱量的70%，減少30%左右則更常見，這在各種減肥研究中採用得最多，其針對一年期的減重治療而言是相對安全的。

第二種，按數值減少。例如，在每天的總熱量需求基礎上減少500到750大卡也是減肥研究中常用的策略，算下來之後同第一種減少30%的熱量需求接近，也很安全。

第三種，給予固定的熱量。例如，不考慮體重與BMI數值，讓患者每天固定攝取1,000到1,500大卡，或者男性1,500大卡，女性1,200大卡。在減肥研究中，每天攝取1,200到1,300大卡是相對安全的，也有每天攝取1,000大卡的研究，但不建議長期進行，而且需要患者每個月定期監測身體狀態，以免出現嚴重的併發症。

這裡會有另外一個問題，人每天都有熱量和蛋白質的需求，在限制熱量後，時間久了，會不會出現營養問題？

答案是會，這是一個要強調的問題！

減肥餐不是正常飲食！

這是專業人士和想要減肥的人士一定要認清的事實。

減肥餐不是正常飲食。正常飲食的指導標準有飲食指南，

有飲食金字塔，但減肥餐不是的，它一定是要有熱量限制的，而且是持續的、有期限的熱量限制。滿足這兩個條件，才能達到很好的減肥效果。

但是熱量限制時間過長，會導致出現營養缺乏，引起相關併發症。如果說熱量限制就是餓肚子餓個三五天，還去找個營養師諮詢怎麼餓，有必要嗎？可能沒必要！但想要餓三個月甚至半年，這個時候就需要專業的指導！看似簡單的事情，持續時間久了，要求一定會變高的，要有一點點專業的指導。長期的非正常吃飯，一定是要有專業的指導，專業營養科制定的熱量限制飲食法，好處多多。

能減肥

限制飲食熱量能減肥，這是肯定的！

來看一個研究，2018 年，澳洲的科學家們找了 332 個肥胖的人去減肥，隨機分成了熱量限制飲食和兩種輕斷食（5 ＋ 2 輕斷食和週斷食）共 3 組。限制熱量組給的是熱量固定值，男性每天給 1,200 大卡，女性 1,000 大卡，持續了 12 個月，比較減重效果和身體組成的變化。

一年後，單純的熱量限制飲食組平均每人減掉 6.6 公斤左右，和輕斷食組的減重效果差不多。

第三章　限制熱量才是減肥正道

所以限制熱量攝取對降低體重有很好的幫助。

第二個研究，叫卡路里研究（CALERIE）。卡路里研究是熱量限制飲食法的一個經典研究，從 2007 年開始，科學家們在美國的 3 個地方進行觀察，將研究對象分為限制熱量組和對照組。

限制熱量組採取按比例限制、減少 25％熱量攝取的方式；對照組則正常吃飯。兩年之後，研究發現限制熱量組平均減重 7.5 公斤左右，結果較對照組來得好。

由此得知，熱量限制飲食法的減肥效果是毋庸置疑的。

卡路里研究更厲害的地方在於其從 2007 年開始一直持續到目前，幾乎每年都有研究論文發表，而且都是影響力很大的文章。

除減肥效果之外，此項研究還發現另一個重要的結論，即限制熱量後人的心血管疾病危險因素指標都顯著改善了，也就是說心血管疾病發生的可能性降低了。心血管疾病是死亡率較高的疾病，如果熱量限制飲食法可以改善這些指標，降低心血管疾病的風險，那是不是意味著人類可以更長壽？

能長壽

熱量限制飲食法能使人長壽？是的！

事實上，有關熱量限制飲食法是否能長壽的研究特別多。

2020年筆者所看到的3～5篇相關文獻既有論文綜述，也有相關研究。這些文獻最後都能得出一個結論，適當限制熱量後，人能夠更長壽。

其實這個結論古已有之。生活中有些諺語常識，如吃飯八分飽、早吃好、晚吃少等，為什麼要別吃太飽呢？因為適當限制熱量能夠使人長壽！老外用實驗研究驗證了類似的經驗。

來看一個地中海飲食結合熱量限制的研究。

地中海飲食作為世界上公認最健康的飲食之一，其利於人的心血管健康、長壽等，被各種膳食指南所推薦。那麼，在地中海飲食的基礎上，再去結合熱量限制飲食法，會不會是「強上加強」、效果加乘？會有怎樣的效果呢？

有研究者在西班牙的23家醫學研究中心召集了大約有6,800多人參與這次研究，將這些人隨機分為實驗組和對照組。實驗組是在地中海飲食的基礎上限制熱量，採用按比例限制的方式減少30%熱量攝取；對照組只是單純地採用地中海飲食。實驗一年以比較地中海飲食遵從性評分的變化，結果發現，恰恰是限制熱量的地中海飲食遵從性評分會更好，這證實了限制熱量能增加遵從性。

地中海飲食作為公認的健康飲食法，其遵從性評分是做研究時的一個非常客觀的指標，評分的高低決定了遵從性的好壞，遵從性越好，地中海飲食效果會越好。

第三章　限制熱量才是減肥正道

2019 到 2021 年，有一個專門針對地中海飲食的遵從性評分研究，該研究發現地中海飲食遵從性特別好的人比遵從性特別差的人壽命可以多 5 年，由此得知地中海飲食遵從性好，能長壽！

得平衡

進行熱量限制時應知道，限不好，易反彈！

有很多網路上流行的減肥方法，如哥本哈根減肥法（在此強調一下，哥本哈根沒有減肥法）、蘋果減肥法、過午不食減肥法等，都是「噱頭」之下的餓肚子減肥法。採用這些方法第 1 至 2 週，甚至 1 個月的時候，體重能減輕是因為吃得少了，熱量降低導致體重下降。但是問題很快就出來了，沒有經過科學設計和規劃的減肥，往往減掉的不全是肥肉，甚至掉的全是肌肉，肌肉少了後意味著基礎代謝率的下降，基礎代謝率下降後，再去節食，體重也不會掉，而且稍微一吃馬上反彈。因此，沒有科學的熱量限制規劃，體重特別容易反彈。

限制熱量一定不是單純地少吃，要講科學，要在限制熱量的同時均衡飲食。

均衡飲食是人們正常吃飯的健康之道。

熱量限制飲食法是在均衡飲食的基礎上減少 30％ 的熱量

攝取，但其三大營養物質的攝取比例跟普通的均衡飲食是一致的，因此能夠盡量保證人體熱量和營養物質的均衡，不容易出現併發症和相關的問題。除了單純限制以外，其實還有一點注意事項。例如，一點容易缺乏的微量營養元素可能還需要額外補充；要注意飲水；要注意膳食纖維的攝取等。這些細節是醫學營養減重為大家制定方案的時候要考慮的因素。

要專業

因為減肥時的飲食不是正常吃飯，長期限制熱量攝取可能會出現各種疾病和併發症，即便是專業設計的減肥方案，定期回診的減重科學研究也會面臨各種問題，如患者疲勞、便祕、掉髮、腎結石、低血糖等。

身為專業的營養師也好，營養醫師也好，除了制定減重方案，還要對減肥過程中可能的不良反應進行觀察和應對，所以醫學營養減重建議患者定期回診。為什麼要回診呢？是因為醫師需要了解患者的減肥目標達成了沒有？水喝得夠不夠？有沒有便祕？有沒有掉髮？有沒有其他的異常情況？假如有這些情況，回診醫師會及時作出校正。

然而，很多減肥的朋友喜歡在網路上搜尋號稱營養師制定的食譜，或者在網路上花錢買食譜⋯⋯筆者並不推薦這種方式！

第三章　限制熱量才是減肥正道

因為減肥肯定不是一個食譜可以解決的事,門診的減肥方案是專業人士針對每個人而個性化制定的,不一定適合所有人。

哪些人適用?

有客觀減肥需求,且沒有嚴重的器質性疾病或肝腎功能異常的人都可以在醫師的指導下嘗試,尤其適用於已經減肥成功後患者的體重維持。

第四章
高蛋白飲食減脂保肌

協和營養科常用的減肥方案有三種,其中之一為高蛋白飲食。

高蛋白飲食

顧名思義,高蛋白飲食是增加了飲食中蛋白質的比例。

在日常飲食平衡狀態下,蛋白質供能比例約占 15%,而在高蛋白飲食模式下,蛋白質在一天攝取的食物中熱量占比約為 20%,高蛋白有利於維持肌肉。在具體實施方案時,可採用乳清蛋白粉來替代部分蛋白質食物,以控制熱量攝取,增加遵從性,以提升短期減重效果。

高蛋白飲食還能疊加代餐效果,是減重前期 3 到 4 個月效果較好的方法,且能較好地保護骨骼肌和維持基礎代謝率,不易反彈。

但有些人可能會有疑問,既然高蛋白飲食增加了蛋白質提供熱量的比例,那健身達人拚命吃蛋清、雞胸肉和牛排,喝蛋

第四章　高蛋白飲食減脂保肌

白粉和奶昔，採用的不都是高蛋白飲食嗎？

不是的！

本書的高蛋白質飲食法不是讓患者隨便地增加蛋白質攝取，而是基於健康減重建議而制定的高蛋白質飲食法。對於單純肥胖的族群而言，尤其是伴隨血脂升高，高膽固醇，脂肪肝的族群而言，高蛋白飲食有明顯的減肥效果。但是這一方案並不適合所有人，因為有些人吃了高蛋白飲食會出問題的！

高蛋白飲食，誰不能吃？

網路上的影片中經常會看到網友無私分享自己的高蛋白飲食法，收獲不少按讚數。

其實，這樣的分享可能有點危險，因為營養科醫師給患者的治療方案都是經過評估後，針對患者給出的針對性建議，理論上只是適合患者本人，而對別人而言並不一定適合，尤其是高蛋白質飲食法。「助人為快樂之本」，本是好心分享，但可能會為別人增加麻煩，因為並不是所有人都適合高蛋白質飲食法！

有的人在肥胖後卻不自知自身腎功能已經出現問題。事實上，在肥胖族群裡大概有5%～6%的人會有腎功能的病變，具體表現在血肌酐酸升高，出現尿蛋白。這些朋友們若盲目地進

行高蛋白飲食減肥，容易引發嚴重後果！

因為，如果是單純肥胖引起的腎功能病變，透過其他方法減肥後是有可能恢復正常的，但如果本身患有腎臟疾病，那麼盲目攝取高蛋白飲食可能會加重腎功能損傷，造成不可逆的損害。

減肥不是正常吃飯，越是專業的減肥方案越不能盲目去做，一定要讓醫師做好專業評估，量身訂做，再去實施。

高蛋白質飲食法是有明確的適應症和禁忌症的，哪些人能用，哪些人不能用，都有具體的要求。而且，制定具體方案也是需要根據患者本人的代謝情況、身高體重「量身訂做」的。

高蛋白來源

常見的蛋白質食物來源包括瘦肉、蛋、奶和豆製品，增加高蛋白飲食中的蛋白質比例，不太建議單純地透過雞蛋、牛肉或雞胸肉等，因為按照20%的蛋白質熱量占比來計算，單純的食物來源會使蛋白質攝取量增加很多。

而且單純透過食物攝取蛋白質，在蛋白質攝取增加的同時，其他營養素的攝取也可能超標，如鈉超標。另外，過多攝取肉類的酸性作用會增加相關結石的風險。

因此，把攝取的50%蛋白質以乳清蛋白粉來替代，可以在一定程度上解決上面的問題，且由於這樣疊加了部分代餐的效

第四章　高蛋白飲食減脂保肌

果，具有代餐效應的加成，能夠讓減肥效果更好。

但是，高蛋白質飲食法不能簡單地等同於乳清蛋白粉的替換，蛋白粉誰都會喝，但能喝出道理來，那就需要專業指導！需要由醫院的營養科協助制訂高蛋白質飲食法！

高蛋白飲食，減得多

有一項飲食減重的經典研究發表在 2009 年的《新英格蘭醫學期刊》(*The New England Journal of Medicine*，NEJM)，參與這一研究的 811 人被隨機分為 4 組，分別接受 4 種飲食模式：高蛋白（25％）高脂肪（40％）、高蛋白低脂肪（20％）、低蛋白（15％）高脂肪和低蛋白低脂肪。

飲食控制 6 個月後，4 組人都能減重，平均減了 6 公斤；兩年後的回訪表明各組平均減重 3～4 公斤。

各組之間沒有統計學差異，但高蛋白組的確減得多，這個跟實務中的結果類似。

在長期減重效果方面，減重方法可能造成的差別不大，遵從性可能更重要，高蛋白飲食對配合度好的人而言減重效果更好。

高蛋白飲食，改善胰島素抗阻

高蛋白飲食減肥除了減輕體重之外，其另一個優勢在於對胰島素抗阻的改善。

有研究人員透過對 2004～2012 年的 10 個隨機對照研究進行整合分析，發現採用高蛋白飲食可以顯著降低空腹胰島素，改善患者的胰島素抗阻的情況。

高蛋白飲食，反彈少

很多研究發現採用高蛋白飲食減肥，患者體重的反彈相對會少一點。

2010 年，《新英格蘭醫學期刊》的 DIOGenes 研究分組更為細緻，其選擇已經減重 8% 的肥胖族群，給予 5 種飲食模式：高蛋白（25%）、低蛋白（13%）、高升糖指數（GI）、低升糖指數和對照飲食組，按照 2×2 因素設計實驗 26 週，之後比較各組體重反彈情況。

研究發現低蛋白質組樣本的體重反彈顯著高於高蛋白質組，平均每人多反彈 1 公斤。在所有實驗組中，只有高蛋白質結合低升糖指數飲食組的體重沒有反彈，平均每人體重繼續下降近 1 公斤。

第四章　高蛋白飲食減脂保肌

所以，高蛋白質結合低升糖指數飲食更不容易令患者體重反彈。

糖尿病患者能不能採用高蛋白質飲食法？

高蛋白飲食減得快，所以很多肥胖同時出現血糖異常的朋友們也很想嘗試，畢竟，確診 3～6 年以內的糖尿病患者能透過減重達到緩解病情的作用。那麼糖尿病能不能採用高蛋白質飲食法呢？

患者對這一問題的顧慮之處在於長期患有糖尿病的患者腎功能可能已經受到損害，甚至引起糖尿病腎病，這時候再增加蛋白質攝取，會不會加重腎功能的損害？

可以來看看相關的研究。這個研究發表於 2012 年，在 3 家醫院進行，選擇糖尿病合併肥胖族群，令患者總熱量攝取都減少 500 大卡，並將之隨機分為高蛋白組（30%）和低蛋白組（15%）。

（注：這些糖尿病病人的病史平均在 8 年左右。）

實行 24 個月後，研究人員發現兩組都能減重，但二者沒有太大差別。

所以，糖尿病是可以採用高蛋白質飲食法的，但需要滿足一點要求。例如，患者的糖尿病病史最好在 6 年以內。雖然在研究中病史 8 年的患者也可以進行高蛋白飲食，但科學研究有嚴

格的準入標準，而且有定期的複查回診，這些標準比實際生活中要高得多。為保證安全，進行高蛋白飲食還是建議糖尿病病人的病史在 6 年以內為宜，3 年以內效果更好。

能不能進行高蛋白飲食需要評估患者的腎臟功能相關指標，包括尿蛋白、血肌酐酸等，甚至需要做腎臟超音波，只有腎臟無特殊的問題才能考慮。如果患者的糖尿病伴隨其他嚴重併發症的則需要慎重，尤其有腫瘤病史的患者。

再次強調，不要自行照著網路上的食譜去進行高蛋白飲食減肥法，尤其是糖尿病患者們，一定要到營養科找專業醫師問診！

為什麼要讓營養科醫師設計高蛋白質飲食法？

第一，高蛋白飲食減肥並不是對所有人都合適，如果年齡小於 18 歲或者大於 65 歲；如果腎功能有問題，或其他嚴重疾病，那麼這類患者並不適合高蛋白飲食，患者一定要去醫院做評估，否則就是對自己不負責任。

第二，高蛋白飲食需要嚴格設計，要限制熱量攝取，要計算蛋白質的攝取量，要考慮補充微量營養素……

第四章　高蛋白飲食減脂保肌

　　第三，定期回診，雖然高蛋白飲食減肥不容易反彈，但不回診一定反彈，研究中所有減得好，反彈少的人一定是遵從性最好的，定期回診是強化遵從性的好辦法。

　　第四，減重安全第一，如果減肥減出問題，那將是得不償失的！

　　第五，高蛋白飲食減肥一般持續3～4個月，要減得快，並不難做到，而且很安全。但是，在醫學營養減重實務中，通常3～4個月後會更換方案。

第五章
輕斷食不只是網紅話題

「輕斷食」，不僅僅是一種網紅減肥法，也是有科學依據的減肥方法，其專業名稱叫「間歇性斷食」(intermittent fasting)。2019 年，《新英格蘭醫學期刊》專門針對間歇性斷食做了綜述文章，所以，間歇性斷食在學術界是有地位的，是非常專業和可靠的一種飲食控制策略，可以減肥，可以延年益壽……

什麼是「輕斷食」？

「輕斷食」即間歇性斷食，是指採用不同種類的禁食策略以實現減重或改善代謝的飲食模式，是常見的透過營養和生活方式強化控制肥胖的策略。間歇性斷食可以增強人體對氧化和代謝能力的自我防禦能力，可以改善胰島素抗阻症狀，達到體重減輕和改善新陳代謝。間歇性斷食在臨床上應用廣泛，在長期研究中也被證實具有較高的安全性。

所謂「斷食」古已有之，例如，辟穀，是傳說中道家常用的

第五章　輕斷食不只是網紅話題

養生之道,現如今也能看到以「辟穀」為名的訓練營,有的明星、名人在郊區找一點看似高貴的寺廟,然後去了之後就不吃任何東西,只提供水,出來之後彷彿覺得心靈得到了淨化,體重得到了減輕……這都是能看到的表象。實際上,臨床的醫師們能夠見到許多因過度辟穀而暈倒的、出現代謝性腦部病變的患者。「辟穀」或禁食策略多樣,不合理的禁食是會出問題的,網路上流行的「輕斷食」法以及出現的「辟穀」養生營良莠不齊。以學術研究為基礎,本書介紹了3種相對可靠的輕斷食式方法,分別是常見的有時間限制飲食法、隔日斷食法和5:2斷食。其他的斷食法如週斷食、月斷食等往往需要更長的斷食時間,執行有難度。

時間限制飲食法

所謂時間限制飲食法(time-restricted feeding),即每天只能在8小時的範圍內隨便吃,沒有嚴格的限制,但是8小時以外的時間只能喝水,不能吃其他食物,也有研究採用6小時或4小時範圍進食。

限制進食時間能減肥,有一個發表在2020年的研究。

樣本數不大,分為3組:

第一組,4小時進食,15:00-19:00隨便吃,種類也不限,其

他時間只能喝水。

第二組，6小時進食，13:00-19:00隨便吃，其他時間不能吃東西，只能喝水。

第三組，正常飲食對照。

持續8週，比較三組體重和心血管代謝指標的變化。

本次研究發現，禁食組8週能減重3%，並改善胰島素抗阻，這在一定程度上揭示了時間限制飲食法的效果，即限時期間再怎麼隨便吃，在如此短的時間內熱量攝取也可能低於正常飲食。例如，本研究發現禁食組熱量攝取比正常飲食平均少了550大卡，所以熱量赤字後，短期內一定會出現體重下降。但有意思的是，禁食4小時和6小時的兩個對照組之間並沒有出現統計學上的差異。代謝指標的改善也不難理解，因為伴隨體重下降，代謝指標是一定會改善的，而代謝指標改善終究是不是因為時間限制飲食法，則還可能需要進一步進行樣本數多、時間長的研究。

限時進食減重有效的機制，一方面，可能是減少熱量攝取，另一方面，從理論的角度上來說，可能是改變了大腦裡的生理時鐘，生理節律發生了變化，達到減重和改善代謝的作用。

不過，在實際生活中，每天只允許13:00-19:00進食的方式對很多人而言，堅持1～2週乃至1個月較為容易，但長時間地採用此方法則並不是所有人可以堅持下來的。巴西科學家的研

究發現，執行時間限制飲食法 12 週後可以減重，但觀察期延長到 1 年後，減重效果將大打折扣。

所以，從長期效果上來看，時間限制飲食法仍值得進一步探討。

隔日斷食

隔日斷食（alternate-day fasting）也就是 1 週 7 天，在不連續的 3 天透過進食攝取總熱量需求的 30% 左右，剩下的 4 天正常或稍多一點進食。

這是一個從 2011～2015 年的隨機對照研究，100 個志工，從 18 歲到 64 歲，BMI 平均值是 34，被隨機分成 3 組。

第一組，正常飲食對照。

第二組，熱量限制飲食法，每天給予總熱量需求的 75%，簡單來說，每天只吃七分飽。

第三組，隔日斷食，每週不連續的 3 天給予總熱量需求的四分之一，剩下的 4 天正常吃，或額外多 1/4。

持續 6 個月，回訪 6 個月。

從結果上來看，隔日斷食確實能讓體重下降，同時降低人體罹患心血管疾病的風險和胰島素抗阻等。與單純的限制熱量

「七分飽」相比，隔日斷食對照組 1 年後平均減重 6%，而「七分飽」對照組 1 年後平均減重 5.3%，由此得知隔日斷食對照組減肥效果略高於限制熱量平衡的對照組，全面高於正常飲食對照組。

透過持續 1 年的研究，研究人員認為隔日斷食有效且安全。

5:2 斷食

5:2 斷食（intermittent fasting 5:2 diet），指 1 週內不連續的 2 天攝取總熱量需求的 30% 左右，剩下的 5 天正常飲食或稍微減少熱量攝取。

跟前兩種斷食相比，不論是限時段 1 天只能吃 6 小時，或者是隔日段 1 週內要有 3 天餓肚子，5:2 斷食更容易讓人接受，7 天裡面少吃 2 天，做起來總會相對更容易一點，更能夠讓人長期堅持。

這是挪威的一個隨機對照研究，研究樣本為 110 名腹部肥胖，且存在一種以上代謝性疾病的患者。所有人均給予「七分飽」，減掉總熱量需求的 28%，並在此基礎上根據方案不同隨機分為對照組和 5:2 輕斷食組。輕斷食組在斷食日，男性每天限制攝取 600 大卡，女性限制攝取 400 大卡。

執行 6 個月，回訪 6 個月。

第五章　輕斷食不只是網紅話題

　　1年後，單純限制熱量對照組平均減重9kg，輕斷食對照組平均減重8kg，從統計學上來說，二者沒有差異。

　　此次執行期為一年的研究成果證實兩種減重方法的差異並不大，5:2斷食還是很安全的。

　　2020年，紐西蘭科學家特意比較了5:2斷食執行6週前後，患者人體營養攝取的變化，結果發現6週後碳水化合物的攝取稍微少一點，非斷食的熱量也稍微少一點，鈣、鋅、鎂要比正常的稍微低一點，但基本都是在安全範圍之內的，所以得出結論，5:2斷食是安全的，是能夠接受的。

　　6週左右的5:2斷食基本上是安全的，但長時間進行的話，一定要有專業的協助。

為什麼輕斷食能減肥？

　　輕斷食不就是禁食餓肚子嗎？天天只吃一頓飯，同樣是餓，為什麼輕斷食就能減肥，餓肚子就容易反彈？

　　這是因為輕斷食擁有複雜的機制。

　　一方面，輕斷食有限制熱量的優點，例如，其可以改善肥胖、胰島素抗阻、血脂異常、高血壓和消除炎症。

　　另一方面，輕斷食本身也可以促進人體健康，達到「代謝切換」的過程。在這個過程中，輕斷食能夠讓人體內的細胞生長可

塑性結構和功能性組織重塑，啟動適應性細胞的壓力反應訊號途徑，從而保持粒線體健康，增強 DNA 自我修復能力，減少胰島素抗阻……

同時，輕斷食還有調節生理節律的作用，能改善代謝，減輕體重。

這些機制不僅對於肥胖有治療作用，對於糖尿病、冠心症，甚至是一點特異的腫瘤都能夠達到一部分很好的治療效果。

輕斷食也有併發症！

在擁有眾多優點的同時，輕斷食這種方式也存在一些缺點，長時間輕斷食很可能使人體產生掉髮、便祕、易於疲勞等不良反應，這是所有減重方法的通病，輕斷食也不例外。

非專業人士如果不了解這些不良反應，則很難去合理應對。所以生活中經常能夠見到一些人為了減肥硬生生挨餓，結果出現了掉髮、便祕等不良反應，甚至有人出現膽囊結石、腎結石、胰腺炎等各式各樣的病症。

為防止出現不良反應，患者一定要了解營養師或者醫師建議的專業性和重要性，在減肥過程中按時進行每個月的定期回診！

前文提到的減重研究和實際生活中的減重方式還存在一些差異，參與研究的患者有醫師定期監測，如果出現嚴重併發症會

第五章　輕斷食不只是網紅話題

被喊停,而實際生活中多數患者卻並不具備這些條件,比如購買輕斷食的書進行減肥的患者,尤其是高執行力的患者,在長時間的輕斷食之後,可能會出現越來越多營養素攝取的缺口,進而出現各種問題。

所以,不要盲目輕斷食,請在醫師的專業指導下進行。

第六章
減重有時間規律可循

　　曾有一位患者和母親一起到營養科門診就診,說到母親為報名了一個減肥訓練營,一個月就減掉了快十公斤,媽媽覺得不是很放心,要他到醫院看一看。

　　減肥訓練營很流行,在他們的宣傳中有減肥前後比較的照片,看著很有效,減肥很成功……但有一個小細節往往被患者忽略,那就是很多減肥訓練營的收費都是只收 1 個月的,很少有連續收費 3 個月以上的。這是為什麼?難道他們不願意多收幾個月,多賺錢嗎?

　　實際上並不是他們不想多賺錢,而是他們不能!

　　一個月減掉 5 公斤,甚至更多,看似是十分成功的案例,但只要稍作思考就知道,想要長期保持這種狀況是不現實的。如果每個月都減掉 5 公斤的體重,一年半載後人體又會變成什麼樣子?正常的減肥過程,不是一條等速下滑的直線,而應是一個平緩下降的曲線。

　　這個過程中,減肥第一個月,稍微餓肚子配合運動都會得

第六章　減重有時間規律可循

到良好的減肥效果。但進入第 2～3 個月後，還採用單純的餓肚子方式則很難見效，因為人體已經適應了這種代謝方式，所以吃得再少也不會得到明顯的減肥效果了，所以減肥訓練營很少有收費 3 個月以上的。

因為缺乏專業的醫師指導和過程設計，所以參與減肥訓練營的訓練計畫會為身體帶來很多併發症。前文提到的朋友，參加訓練營一個月後前來門診檢查就發現膽囊壁粗糙，有結晶，如果不及時進行治療，後期會有出現膽結石的風險，同時還可能伴有腎結石、便祕、掉髮等症狀。

參與減肥訓練營的訓練，最怕的還是反彈。在訓練營中，運動強度通常都很強，但在 1～2 個月的訓練結束後，大多數人很難在日常生活中堅持如此高強度的運動，所以體重很快就會反彈，如此反覆，也宣告了減肥的失敗。

人體的體重下降是有客觀規律的，在了解和掌握體重下降規律的基礎上，設計和執行減肥方案，正是醫學營養減重的核心。

那麼減肥多長時間後體重能夠下降到最低？什麼時候容易出現反彈呢？想要得知正規減肥體重下降的時間規律，可以參考已發表的研究文獻。

減重 8 週（2 個月）

這個研究發表在《細胞代謝》（Cell Metabolism）上，研究內容為目前流行的時間限制飲食法方法的減肥效果。

參與者被分為 3 組：第一組 16 人，每天限 4 小時吃東西，只有這 4 小時可以隨便進食，其他時間只能喝水；第二組 19 人，每天限 6 小時吃東西，這 6 小時也隨便吃，其他時間不允許進食只能喝水；第三組 14 人是健康空白對照，正常飲食。執行 8 週後比較 3 組人體重和心血管代謝指標的變化。

研究結果發現，無論限時 4 小時還是 6 小時，雖然這段時間內隨便吃，但是總體熱量攝取還是會比正常吃飯平均減少了 550 大卡，而後自然出現體重下降、胰島素抗阻和代謝指標改善的情況，不過限時 4 小時和 6 小時之間沒有差別。

由此可得出結論，時間限制飲食法可以減重，並且可以改善代謝指標。

減重 8 週的體重變化曲線，是一條穩定下降的曲線。單看結論很是欣喜，明星們常推薦的時間限制飲食法，還有這麼高深的科學依據，其實，從實踐經驗上看，只要每天少攝取 500 大卡熱量，8 週後都能達成體重的下降，減重後也會伴隨著代謝指標的改善。雖然時間限制飲食法可以從生理節律等角度分析

其額外的減重和改善代謝效果，但如果持續時間較長卻並不一定能夠維持效果，稍微一放鬆，體重很快就會反彈。

減重 12 週有效，而 12 個月無效

這是巴西學者設計的一個隨機對照研究。

研究對象為 58 名肥胖的女性，平均年齡是 31 歲，整體熱量攝取都減少 500～1,000 大卡，以此標準限制熱量攝取，在此基礎上再將她們隨機分為兩組：實驗組，時間限制飲食法 12 小時；對照組，不限制進食時間，只限制總熱量攝取。

觀察到 12 週，也就是 3 個月的時候，限制飲食時間組體重和腰圍下降明顯多於單純限制總熱量攝取的對照組，這部分研究結果被發表在營養界老牌期刊《營養》(*Nutrition*) 上。

減重 12 週的體重變化曲線，也是一條穩定下降的曲線。

都是時間限制飲食法，一如上文中提到的持續 8 週的研究，12 週的效果也很好，此研究似乎進一步驗證了時間限制飲食法的療效。在 12 週試驗結束後，巴西學者繼續觀察研究兩組人員到 12 個月，也就是 1 年之後。

結果是意料之外的，12 個月之後兩組人員體重之間並無差異，也就是說時間限制飲食法好像沒什麼效果，這些患者的體重又回到了最初的原點。時間限制飲食法 12 個月後體重減輕無

效，這部分的結論被發表在影響力更大的《臨床營養》(*Clinical Nutrition*) 雜誌上。

仔細分析這些患者經歷減重 12 月的體重變化曲線，研究人員發現多數患者的體重變化曲線是一條「V」字形或「勾號」曲線，即體重在試驗開始第 4 個月左右到達最低點，而後體重一路上揚，12 個月後體重雖然仍低於試驗初始值，但已逐步反彈。

減重 12 個月

再看另一個減重 12 個月的研究。這個隨機對照研究比較了兩種減重方法，一種是熱量限制飲食法，即從每天熱量攝取中減掉總熱量需求的 25%，只攝取正常熱量需要的 75%；另一種是隔天斷食，即每週不連續的 3 天只攝取正常熱量的 25%，其餘 4 天正常吃或稍微多吃一點；兩種方法均與正常健康飲食量為空白對照，比較三者的減重效果。

執行 12 個月後，從體重變化曲線上來看，健康飲食對照組體重變化不大，而兩種減肥方法帶來的體重下降的幅度類似，都是在第 6 個月患者體重減到最低，而 6～12 個月則兩種減肥方法對照組人員的體重均出現反彈，兩組減重效果無差異。

持續 12 個月體重變化的曲線，是一個像「勾號」一樣的弧線，開始時平緩地往下走，在第 6 個月左右到達最低點，之後

逐步地往回走,體重逐步回彈,趨勢如斯。

減重執行時間更長的研究繪製的減重曲線也是類似的。

減重 18 個月

這是一個針對綠色地中海飲食的研究。

地中海飲食是世界上排名前三的健康飲食,多全麥、多魚油,食材有利於保護人的心血管健康,能夠幫助人更長壽。綠色地中海飲食則是在地中海飲食的基礎上再額外增加綠茶、多酚類食物等,以期更健康。

研究比較了地中海飲食、綠色地中海飲食和單純健康飲食指導 3 種方法對肥胖族群體重和脂肪肝改善的效果。

為了達到良好的減重效果,兩種地中海飲食都對人體熱量攝取進行了限制,男性每天 1,500～1,800 大卡,女性 1,200～1,400 大卡。執行 18 個月後,兩種地中海飲食都在患者身上展現了不錯的減重效果。這兩種飲食雖然減重效果差別不大,但是相對而言綠色地中海飲食改善脂肪肝效果更好。

本組試驗患者的 18 個月體重變化曲線畫得比較簡單,只有 0 個月、6 個月、18 個月 3 個時間點,看起來一目了然,是特別明顯的「V」字形弧線,開始後體重逐漸下降,在第 6 個月左右

到達最低點,而後逐步回升。

下面可以再來看看更長的執行時間下,體重變化的曲線如何。

減重 10 年

2021 年《刺胳針》(*The Lancet*)雜誌發表一個減重手術治療糖尿病 10 年的研究。該研究在義大利羅馬進行,研究對象為糖尿病 5 年以上的肥胖族群,隨機分為接受減重手術或單純藥物治療糖尿病,比較 10 年後糖尿病緩解狀況和體重變化。

研究顯示接受減重手術 10 年後,患者的糖尿病緩解率高達 37.5%,遠遠高於普通的藥物介入手段,這些患者的體重下降幅度也是一樣的。

從繪製的體重變化曲線上看,多數患者手術後 1 年左右時體重達到最低點,其後則是緩慢上揚,出現回彈,是一個像「勾號」一樣的弧線。

減重手術是減肥「斷捨離」最快的途徑,即便是把胃部分切除或轉流,隨著時間的推移,參與消化食物的胃囊也會慢慢擴張變大,使體重逐漸回彈。

透過這些研究能夠得出的結論就是,正規的營養減肥體重下降趨勢大抵上是一條「V」或「勾號」形狀的曲線,減重的最低

點一般在 6 個月左右，其後，體重或多或少會有反彈，這是自然規律。為此，人們應該怎麼辦？

第一，要透過正規途徑減肥，別被「割了韭菜」。

在減重的體重下降規律中，第 1 個月的體重下降可以透過單純的飢餓療法實現，只要限制熱量攝取，就可以得到明顯的減重效果。這也是大家在網路上經常看到的各種「噱頭」存在的根本原因，例如，蘋果減肥法，哥本哈根減肥法……

其實單純的飢餓減肥方式容易反彈，其最大的問題在於沒有採用科學的方法。單純依靠飢餓實現的人體體重下降首先消耗的是肌肉，同時還會導致基礎代謝率下降。在這種情況下再繼續「餓肚子」，體重也很難繼續下降，而且稍微多吃一口馬上就會反彈。

因此，減肥的朋友們應理性看待只保證 1～2 個月效果的減肥機構所做的宣傳，不要盲目跟風。

第二，正規減肥，抓住 3～6 個月的「紅利期」。

如果減重持續 3 個月都做不到，那麼說減肥成功有點早。

人體的自我回饋調節能力很強，當人減重顯出成效後，人體自身並無法判斷是自我主觀意願減肥，還是受到了飢餓。在這種情況下，人體會自動調節自身的激素分泌，提升食慾促進素等的分泌，減少瘦素的分泌。激素的變化會讓減重更難維持，更容易反彈。

正規減肥方法在應對這種情況時是有技巧和策略的，千萬不能單純地靠硬餓。醫學營養減重前 3 個月，體重下降會很明顯，但此時患者一定要盡量去堅持執行醫師量身訂做的方案，否則三天打魚兩天晒網，經常吃大餐、吃外送會導致減肥效果打折扣。一來二去拖到第 6 個月後，減肥的效果更會大打折扣，所以減肥的朋友要珍惜紅利期！

第三，正規減肥，3～6 個月內要養成習慣。

要想減肥有成效，養成良好的習慣很重要。

沒養成好的進食習慣的話，減肥很容易反彈，即便是透過減重手術將胃切小了，剛開始不能多吃，吃多了會吐，但術後 1 年內如果沒有養成規律的進食習慣，還是大吃大喝，那麼胃囊仍舊會逐漸被撐起來，進而造成反彈。

醫學營養減重能夠使患者的體重維持下降 6 個月，但很多人 6 個月後體重仍然持續下降或持平，首要的原因就是剛減重的 3～6 月內養成了好的進食習慣，擁有健康的生活習慣或節奏。

飲食遵從性是減輕體重最重要的因素，維持體重最佳的膳食主要取決於個人偏好和習慣。什麼是能夠長期維持、防止反彈的膳食？就是指自己最容易堅持下來的健康飲食，這樣的飲食是能夠長期維持的。千萬不要天天吃水煮料理，這不是能夠長期堅持的好辦法，只靠毅力支撐的減肥是難以為繼的，因為減肥需要有技巧、有方法，不要把自己逼得太緊，這樣最終會

第六章　減重有時間規律可循

導致事倍功半。

在減肥過程中,要不斷地強化行為的變化,讓患者把那些行為,例如,定時吃飯之類刻進生活習慣當中,可以促進患者對減肥方案的遵從性,形成節奏,以便長期維持減重效果。

問題 1：長期減肥每天只吃 15 公克食用油,體檢發現三酸甘油酯都有點低,有沒有問題？

答：一般問題不會太嚴重,長期健康飲食,每日植物油攝取量在 20～30 公克都是可以的,定期回診。

問題 2：身高 160 公分,初始體重是 81.3 公斤,自己一個月減了 4 公斤,覺得胃不舒服,應該怎麼調整？

答：盡量諮詢醫師量身訂做方案,定期回診。即便自己減肥也不要長期只吃地瓜等食物,筆者遇到過好多朋友自己減肥後胃不舒服的,都是天天不吃主食,天天吃地瓜跟水煮料理,加上肥胖本身會有胃食道逆流,特別容易讓胃不舒服,出現此類症狀還是建議門診就診。

問題 3：特別喜歡重口味的食物,減肥期間可以忍住不吃,但什麼時候可以放心吃？是不是一吃就會反彈？

答：吃主食是沒問題的,但是吃重油鹽的主食不太合適,要盡量少吃,正規醫學營養減重,前 3 個月之內盡量少吃重油鹽主食,會影響減肥效果。很多人吃一次火鍋就胖 1 公斤,非

常後悔，影響心情。當然，偶爾吃一次也不要有太大壓力，適當做運動，等價交換。

問題4：每天吃飯前都將食物秤重？

答：筆者的減肥門診不要求大家每天秤食物逐重量，雖然有文獻指出，每天進行食物秤重有利於減肥，且不會增加患者心理壓力，但是長時間如此會讓人身心疲憊，無法堅持。實際生活中，患者可以根據自己的情況酌情選擇是否對食物進行秤重。如果覺得對食物秤重不會讓自己感到緊張，那可以嘗試。

問題5：有良性的甲狀腺結節，甲狀腺功能沒問題，會影響減肥嗎？

答：不影響。

第六章　減重有時間規律可循

第七章
穩住代謝是減重成敗關鍵

減肥是件十分有意思的事情。

隨意在街上詢問一個路人應該如何減肥，他都可以很輕易地說出很多減肥的技巧，比如少吃多動。但是減肥這件事說起來容易做起來很難，越是看起來簡單的道理在仔細思索時越能感受到它的複雜。

例如，熱量消耗。

減肥，或者減重維持，與熱量代謝密切相關。

減肥需要熱量赤字，那麼如何達到赤字？通俗來講就是攝取的熱量要比消耗的熱量更少。事實上，熱量赤字也是說著容易做起來難。

熱量的攝取和消耗之間有一個差值，這個差值為負數，而且要持續地為負數，才可能保持減肥和減重後體重不反彈。

減肥的難度不僅僅在於需要熱量赤字，而且還需要持續地負平衡。在這個持續過程中，熱量攝取、消耗和時間等變數全是動態變化的，這種變化過程中，熱量消耗不是一條簡單的直線，與負平衡的熱量差值也不是單純的直線關係。

第七章　穩住代謝是減重成敗關鍵

熱量消耗

減肥之前，需要先了解人體每天的熱量消耗都在什麼地方。

一天中，吃喝拉撒睡都會消耗人體熱量。其中，約60%～70%的熱量消耗用於維持生命所需的最低活動需求，稱為基礎代謝率或靜態能量消耗。

除睡眠以外的活動，健身運動也好，日常行走也好，這些活動也都會消耗人體熱量，約15%～30%，也就是體力活動能量消耗。

吃飯時，食物的攝取、消化和吸收也會消耗熱量，占10%，也就是食物的熱效應。

常規的書主要講的是基礎代謝率，而在本書，這裡將先聊聊吃飯也會消耗熱量的食物熱效應。

食物熱效應

所謂食物熱效應，就是飲食攝取、消化、吸收、代謝轉化等因「吃」所消耗的熱量，其也有別稱，如飲食誘導產熱，食物特定動力作用等。

食物熱效應

實際生活中，食物熱效應占了每天熱量消耗的10%左右，占比相對固定。

食物熱效應與食物成分、進食量和進食頻率等有關，測量起來比較複雜，需要測定基礎熱量消耗和在餐後至少5小時內每30分鐘除基礎熱量消耗以外的熱量消耗。

2020年，有學者展開了一項針對測定食物熱效應的研究，此次研究也有有趣的發現。

該研究組織了16名正常體重的健康成年人，先吃好早餐，每天早餐攝取總熱量的69%，午餐攝取20%熱量，晚餐攝取11%的熱量，連續3天。然後交換，每天早餐攝取總熱量的11%，午餐攝取20%熱量，晚餐攝取69%的熱量。在介入過程中檢測食物熱效應，比較前後的區別。

參加研究的16人基礎代謝率一樣，總熱量攝取一樣。經觀察後發現，早餐後食物熱效應是晚餐後的2倍多，消耗的熱量更多，早餐吃得好比晚餐吃得飽在餐後血糖方面更不容易升高；早餐吃得少更容易飢餓，更喜歡吃甜食。

此次研究也證實了那句老話，早吃好，晚吃少，食物熱效應更好，更健康！

第七章　穩住代謝是減重成敗關鍵

運動性活動產熱

所謂運動性活動產熱，就是在日常生活中，或勞動，或運動，或行走，在這些活動中消耗的熱量，其又叫運動性活動的產熱效應。

減肥有句俗話，「七分靠飲食、三分靠運動」，言下之意，運動在減肥中的作用只占三成，一部分原因就是運動性活動所耗熱量只占人體總能耗的 15%～30%。

運動性活動產熱，既包括體育運動或健身運動時消耗的活動產熱，又包括日常生活活動中消耗的非運動性活動產熱。

運動性活動產熱在熱量消耗中變化範圍很大，比如經常久坐的人，每天的運動性活動產熱可以低到 100 大卡，而專業的運動員，這方面的消耗甚至可以高達 2,000～3,000 大卡。習慣高強度運動的運動員退役後，運動強度降低，容易發胖，其中一個重要的原因就是運動性活動產熱大幅降低。

運動性活動產熱取決於身材和個體動作習慣等。

骨骼肌越多、越發達的人，體力活動時消耗的熱量也越多。體重超重或肥胖者，同樣的運動可能消耗的熱量也越多。

活動產熱跟個人動作習慣也有關係，例如，有人習慣每天跑 5 公里，體重穩定維持，這時候想再多減掉一點體重，可能需要在 5 公里的基礎上做得更多，因為身體已經習慣了這種運

動強度。但如果是不經常運動的人，跑 2 公里就會有相對明顯的減重效果。

此外，活動時間越長、強度越大，消耗熱量越多（詳見運動一節）。以坐姿或站立為主的活動，如開會、打字、打牌叫極輕體力活動；在平地上走動、速度較慢的日常行走或打掃環境叫輕體力活動；負重行走、打網球、跳舞、滑雪、騎腳踏車等叫中等體力活動；負重爬山、伐木、手工挖掘和登山等叫重體力活動；運動員等高強度訓練或比賽叫極重體力活動。

運動是運動性活動產熱的重要來源，是控制熱量消耗和保持熱量平衡的重要因素。

基礎代謝率

對減肥而言，基礎代謝率是最重要、最根本的指標。基礎代謝用於維持體溫和呼吸、血液循環及其他器官的生理活動，是人體每天維持生命的必須熱量消耗，又叫做基礎熱量消耗，其占總熱量消耗的比率即基礎代謝率，通常為 60%～70%。

測量基礎代謝率通常在人睡醒後，安靜和恆溫條件下，18～25°C時，禁食 12 小時後，靜臥放鬆時。

實際上，想要滿足這些條件還是有些困難的，那麼是否可以降低一點難度呢？答案是可以的，世界衛生組織（WHO）早

第七章　穩住代謝是減重成敗關鍵

在 1985 年就提出測量更簡單的靜息代謝率這一概念,來替代基礎代謝率的測量。

測量靜息代謝率或靜息代謝率只需要人處於靜息狀態,僅需禁食 2～4 小時即可,其比基礎代謝率的測量結果更容易獲得。因為禁食時間比基礎代謝率要短,增加了一部分食物的產熱熱量消耗,也增加了一點清醒狀態下的熱量消耗,所以測定的靜息代謝率要比基礎代謝稍微高一點,約為基礎代謝的 110%。

影響基礎代謝率的因素

基礎熱量消耗主要是瘦肉組織(Lean body mass)代謝所產生的,而瘦肉組織主要和肌肉量有關。

肌肉量決定代謝,對於正在減肥的朋友們而言,這一概念已然耳熟能詳。

減肥只有在不掉肌肉或肌肉量增加的情況下才能持續減、不反彈,因此一定要透過正規的醫學營養減重來減肥,不要單純依靠飢餓,研究證實,醫學營養減重能有效維持骨骼肌的含量。

澳洲的一個隨機對照研究比較了 3 種營養減重的策略(熱量限制飲食法、5:2 輕斷食和週斷食)對照執行 12 個月後參與樣體重和肌肉的變化。

3 種策略都有減重的效果，在持續 12 個月的執行條件下基本上差別不會太大（詳見減重的時間規律一節）。

三者的參與樣本肌肉量沒有太大差別，證明營養減重能夠很好地維持骨骼肌。

舉個筆者門診的例子，一位患者是 2018 年 8 月開始在筆者門診減重，初始體重是 102.5 公斤，基礎代謝是 1,702 大卡。減重 3 個月後，10 月分的體重是 90.9 公斤，基礎代謝是 1,747 大卡，基礎代謝不但沒有掉，反而還增加了一點。

事實上，2019 年在筆者門診減重超過 3 個月的患者們，都得到了較好的減重效果，不論採用的是哪種醫學營養減重策略，減掉的都是肥肉，大家減肥前後 3 個月的肌肉量也都沒有統計學差異，基本變化不大，基礎代謝能夠維持，還有部分人甚至可以提升。

此外，基礎代謝與性別、年齡、疾病、激素狀態、溫度和氣候等狀況都有關係。

例如，甲狀腺素。在營養科門診，開始減肥前都會為前來就診的患者抽血查，確認甲狀腺功能。如果甲狀腺功能有異常，不論是亢進或者低下，都可能會影響到基礎代謝率，換句話來說，甲狀腺功能有異常的人，無論如何少吃或多動都很難減重，這時候，需要先去內分泌科調整甲狀腺功能，使之穩定或正常後再來減肥。

第七章　穩住代謝是減重成敗關鍵

基礎代謝的可變性

影響基礎代謝的因素很多,而基礎代謝也不是孤立、一成不變的,減肥常常伴隨著基礎代謝率的下降。

例如,一個正常的年輕女性基礎代謝大概 1,300 大卡。自行節食減肥,飲食控制到 1,200 大卡,熱量赤字 100 大卡,在這種情況下體重通常會下降。如果減肥方式不合適,身體減下來的是肌肉,基礎代謝降到 1,200 大卡。在這種情況下繼續攝取 1,200 大卡,熱量平衡,體重不會變化,但是攝取量一旦大於 1,200 大卡,則將導致熱量正平衡,體重就會反彈。

熱量的消耗是一個動態的過程,它不是簡單的熱量攝取和消耗的固定差值,不是一個單純的直線。

再舉個例子,如果一個人持續減肥 10 年,那麼他的熱量攝取和體重都會下降,且在持續的 10 年內兩者的下降都不會是直線。90% 以上的體重下降可能出現在減重後半年到 1 年左右,然後逐步有所回彈。熱量消耗也是類似的曲線,而且這個曲線還可能處於一個不斷波動的狀態。

減肥和基礎代謝的關係看似簡單,實則複雜。所以減肥策略一定要選對,免得事倍功半,甚至引起其他併發症而得不償失。

第八章
看體脂才是真正減肥

體重與胖瘦

有時候,單純的體重並不能準確地反映人的胖瘦。

從這個角度上,所謂的「胖子」可能有兩種:一種是體重雖然超標但是肌肉發達,體內真正的脂肪並不多,例如,健身教練和運動員等,他們不是真胖。而另一種是真正的體脂超標,是真正的肥胖。

「胖子」也得看「內涵」,不能一票否決。

從另一個角度講,有些「隱形的胖子」也得小心,他們的體重雖然處於理想範圍內,但瘦體重(或稱去脂體重)少,肌肉少,脂肪超標,也屬於肥胖。這個族群很容易被忽視,以女性居多,日常生活中體力活動少,肌肉不發達。

因此,體檢時有些體重正常的人也會驗出脂肪肝。

第八章　看體脂才是真正減肥

脂肪

人體的脂肪主要分布在兩個部位：皮下和內臟周圍。

女性的皮下脂肪相對較多，有圓潤之美，但肥胖時，脂肪容易集中在臀部及腿部，遠看身體曲線似梨形，所以被叫做梨形肥胖，專業術語上也叫非中央型肥胖或女性型肥胖。

男性、老年人的脂肪主要分布在內臟部分，尤其是腹腔內的網膜、腎臟周圍等，正常或輕度超標時不太容易看得出來，而肥胖時則形成人們常說的俗語「啤酒肚」。這類人的脂肪主要集中在腹部皮下和腹腔內，四肢相對要少一點，遠看像蘋果，所以被叫做蘋果形肥胖，專業術語上也叫做中央型肥胖、男性型肥胖或內臟型肥胖。亞洲人種可能相對更容易內臟脂肪超標，所以這種肥胖對身體的危害更大。

正常的體脂含量標準可能因性別、年齡、種族等而不同。新生兒的體脂約占體重的10%左右；青年男性約10%，青年女性約15%；成年男性約15%，而同一時期的女性體脂在22%左右。在各個年齡層，男性的體脂比例整體低於女性，而且隨著年齡增長，脂肪的變化趨勢也不盡相同。男性的體脂大約在7～11歲有一個下降過程，在17～21歲以後逐步上升，在31～36歲以後基本上保持穩定（理想情況下）；女性的體脂從7～16歲開始就保持上升趨勢，31～41歲時保持穩定，而後繼續上

升,在 60 歲左右達到高峰,62 歲以後逐步下降。

無論男性女性,在 30～40 歲這一年齡層體脂比例都相對穩定,所以這個階段很關鍵。在這一階的體脂控制得當,則可以為 40 歲後的健康身體打下良好基礎;控制欠佳,則容易在 40 歲之後「一山比一山高」。

女性尤其如此,因為月經狀態也可能對脂肪分布有影響。停經後,增加的脂肪更容易趨於中央型分布,所以中年女性要更加注意飲食、加強鍛鍊,保持適當的體脂,以降低絕經對體脂造成的不利影響。

測量體脂的方法

測量體脂的方法有很多,從原子到分子,從細胞到組織器官,再到全身。包括先進的同位素標記測量、常見的核磁共振(MRI)、電腦斷層掃描(CT),以及更簡便的體重與腰圍測量。

俗話說說「女人是水做的」,那麼人到底是什麼做的?從原子層面上來說,主要就是氧、碳、氫、氮,所謂「紅粉骷髏,皆歸為塵土」,這 4 種元素占人體元素總量的 95%,居於其後的是鈉、鉀、磷、氯、鈣、鎂、硫,和前面 4 種加起來占人體元素總量的 99.5%。這些元素中,人們利用鉀來測量體脂。

人體中的鉀元素主要是非放射性的鉀 -39,只有極少量的

第八章　看體脂才是真正減肥

鉀-40，約占鉀總量的 0.0118％。鉀-40 會釋放高能量的 γ 輻射，這種輻射的 50％以上將離開人體。因此可以利用這一原理測定人體中鉀-40 的含量，進而推算出人體的總體鉀含量（鉀-40/0.0118％）；根據鉀含量，可推算出人體的瘦組織量（總鉀含量（mEq）/68.1mEq/kg），進而計算出體脂含量（體重 - 瘦體組織含量）。但是這種以鉀為媒介的方法不適用於鉀含量變化較大的情況（例如，危重病人或終末期病人），另外，算出來的體脂也只是總體體脂，不能細分為軀幹、內臟和四肢部分的脂肪含量，技術上難以滿足人們日益增加的體型塑造需求。

還有一點方法也可以測量人的體脂，如中子活化分析、水中秤重法、雙能量 X 光吸收測定法（Dual Energy X-ray Absorptiometry）、電腦斷層掃描（CT）、磁振造影（MRI）檢查等，這些方法要麼精度不高、測不準，要麼會使人體受到輻射，要麼費用太高，要麼無法精準到每個細項，整體來講這些方法以實驗研究應用居多，通常不被用於常規檢測。

那麼，有沒有既安全且不用接觸輻射、又準確且花錢不多，適合居家旅行的好方法呢？

還真有，那就是生物電阻分析（Bioelectrical Impedance Analysis，BIA）。

生物電阻分析

人體大致可以分為脂肪組織和非脂肪組織兩類。非脂肪組織包括肌肉和骨骼，其含有大量水和電解質，能導電；脂肪是無水物質，是電的不良導體。所以，脂肪組織越多，人體對電流的電阻越大。在人體體表固定位置接上幾個電極，向人體送出微小的電流，然後可以測量人體的電阻值，因為貢獻人體電阻的主要是非脂肪組織，所以可根據人體的電阻值測量並計算體脂。

這就是生物電阻分析的基本原理。

早在 1962 年就有人提出了用生物電阻分析的方法進行人體成分測量。該測量模型將人體當作一個圓柱形的導體，採用 4 個電極測量人體電阻，以此算出全身總體脂。由於這個全身電阻測出來的是上下肢和軀幹電阻的串聯值，而上肢、下肢、軀幹三者的電阻並非等同，上肢水分遠遠低於軀幹，當三者中任意一部分的水分發生變化時，全身電阻必然會受到影響，所以用單獨一個大圓柱體來分析人體體脂，理論上並不準確。

隨著技術的進步，人們開始把人體分為軀幹這個大圓柱體和四肢等 4 個小圓柱體，共 5 個圓柱體分段測量電阻，分別算出軀幹和四肢的體脂含量，該方法比傳統方法更準確。在此基礎上，還有人把 1 個大圓柱體再細分為 8 個小圓柱體，分段更

第八章　看體脂才是真正減肥

細、更精準，測量的方法也由 4 個電極發展到多個電極，再到今天常見的只需雙手握住、雙腳踏住電極測量的方法，既方便安全，又準確便宜。

在使用基於電阻原理測量人體體脂時，人體內水分的變化可能會影響到檢測結果，所以該方法對於嚴重嘔吐、患有危重疾病的患者而言未必合適。另外，有些人選擇喝大量的水，憋個尿測量，以此來考驗儀器的準確性，在這裡並不建議患者以這種方式來對儀器進行考驗，追求精準者可以空腹排尿後再測。另外，有些體內有金屬、電極的族群也不適合採用這個方法，如骨折後體內植入金屬釘、心臟病血管內植入支架或調節器等族群。

與測量身體維度（如腰圍）、計算腰臀比等方法不同，生物電阻方法更直觀細緻，不但可以測量全身的體脂比例，還可以測量上下肢、內臟的脂肪含量。可以幫助營養專家提供個人化營養素推薦以改善營養狀況；同時，了解了機體脂肪、蛋白質的組成，有助於制定目標性營養素分配，協助患者減少體內脂肪堆積。

體脂與年齡、性別

人生最幸運的事莫過於在對的時間、對的地點遇到對的人。人生還有一件幸運的事就是在對的年齡、對的部位，長對的肉。

前文中已提及，不同性別和年齡的人，體脂的比例和分布也不同。

所以，BIA檢測結果並沒有一個「放諸四海皆準」的正常值範圍。根據性別和年齡層分層後，每一個階段都有一個大致的體脂率正常值範圍。這個範圍並不像測量長度、重量那麼嚴格精準，它來源於大樣本流行病學人體測量數據，彙總後經統計學分析得出。同時，在不同族群中還需要進行相應的校正。

例如，目前先進的測量儀器可以提供4個人種的數值範圍，醫院裡常用的幾種儀器也依照該國國民檢測結果作為參考。所以平時測量體脂大多數時候不是測出來的，而是根據校正公式算出來的。

這個「精益求精」的準確度和靈敏度是從醫學研究和臨床的角度而得出的，在人們日常體脂檢測中是用不到的，就和人們不會拿著精密天秤去買菜是同等道理。更常用的可能是比較前後2次或多次測量的變化，以之作為飲食和運動調整的依據。

第八章　看體脂才是真正減肥

第九章
催吐減重千萬不可行

這裡先把最重要的結論說在前面。

催吐是不科學的，催吐不是好的減重方法！

催吐減重聽起來好像簡單而美好：美食隨便吃，吃完輕輕一摳就全出來了，不打針、不吃藥、不花錢、不用節食、不用運動，最重要的是不會發胖。但是，真的會有這麼美好的減肥方法嗎？

實際上，催吐減肥帶給人體的危害遠遠超出一般人的想像。

巴夫洛夫條件反射的實驗很有名，但是否有人聽說過因為催吐形成的條件反射？經常靠催吐減肥的人，其真實的生活狀態有可能是這樣的：身上有一種夾雜著空氣清新劑氣味的奇怪味道，家裡浴室的牆上有斑駁的食物殘渣，在公司聽到同事們說吃飯時間到了胃裡就條件反射地反酸水……

這種狀態，被說成痛不欲生一點都不為過。

第九章　催吐減重千萬不可行

催吐時，人的身體發生了什麼

在臨床上，催吐少有的作用只是將人食用的有毒物質從消化系統排出。誘導噁心和嘔吐的常規途徑包括迷走神經傳入纖維、化學感受器觸發區（CTZ）、前庭系統以及杏仁核等。讓醫護人員頭痛的往往是患者在疾病狀態下，嘔吐被不恰當地啟用，例如，在接受藥物化療後患者可能會吐得撕心裂肺。

所謂催吐減肥，是人為製造胃排空，多次誘導乾嘔後讓胃的內容物被強制排出，以減少人體對熱量和營養物質的吸收，試圖達到熱量赤字，實現體重減輕的方式。

嘔吐涉及一組精細的動作。催吐的行為會對大腦發出訊號，指揮橫膈膜下降、肋間肌收縮、聲門關閉，然後腹肌收縮，胃裡的東西被壓到賁門附近或者食道下段，腹肌放鬆後，這些東西又會落回到胃裡。上述過程反覆多次，如同潮漲潮落，而且逐漸加劇，到達某個臨界值後食物噴射而出⋯⋯

這種行為對於橫膈膜、腹部肌肉和胃腸道來講並不等同於重訓或仰臥起坐的增肌訓練，只會讓人的橫膈膜和腹部肌肉更加脆弱，影響其節律和自有功能。

習慣性催吐是條不歸路

習慣性催吐可能會引起一系列不良反應，其起始於消化道症狀，進展於全身症狀，嚴重於精神症狀，從而讓人生生地踏上一條不歸路。

最開始，人只是感到輕微的胃腸道不適，多數人可能會不以為意。隨後，偶爾嚴重嘔吐，甚至嘔血，這可能是賁門撕裂。接著，一系列逐步升級的反應就開始了。

習慣性催吐會導致便祕，這是不健康減重最常見的併發症。患者的可能 1 週只排便 1 次，形狀有點像羊糞球，他們如廁之難度不亞於跑一場馬拉松。然後，多數人會開始搜尋，開始網購，購買酵素，逐漸走偏⋯⋯

習慣性催吐會導致腹脹，患者的肚子可以脹如鼓，脹到令人「懷疑」人生，驚奇地從肚皮上看見自己腸子的形狀。

習慣性催吐會導致掉頭髮。人體的自我調節能力很強大，當不健康減重造成肌肉消耗過多，體重下降明顯的狀況後，人的身體會因自我保護機制而關閉一些它認為不那麼重要的功能，如生長頭髮。在重視髮型的年代，催吐減重一定會讓人望著滿地的落髮而長嘆。

習慣性催吐會導致人脫皮，有些人透過催吐減重後也許暗自竊喜，但某一天突然發現手上、手臂上和腿上開始脫屑，如

第九章　催吐減重千萬不可行

同零散蛇蛻。這是身體長期缺乏營養素的表現，如果不予以重視，人生的不歸路又將再進一步。

習慣性催吐會導致月經失調，甚至引起繼發性無月經。和掉頭髮一樣，當肌肉消耗過多，體重明顯下降，女性的身體會由於自我保護機制而關閉月經的功能。如果介入及時，體重恢復，月經可能會恢復正常；但如果長期忽視，則可能造成卵巢早衰，提前進入無月經。無月經在臨床上有明確的診斷流程，所以開始無月經的半年甚至 1 年內，大多數女性會流連於各個婦科、內分泌科和中醫，很多人往往忽略了因不健康減重造成營養不良而引起的繼發無月經，用錯了方法，投入大量金錢，卻依舊無法解決問題。

習慣性催吐會導致心理問題。根據筆者的臨床經驗，青年女性在無月經 1 年左右時，如果再合併其他營養不良的表現，那麼都會出現心理問題，其具體表現為暴食、有負罪感、難以與他人溝通、易怒、失眠、跟家人關係不睦、憂鬱，甚至產生自殺傾向……

習慣性催吐會導致人厭食。一部分人在出現掉髮、脫屑或無月經後開始害怕，不敢催吐了，願意好好吃飯，但他們猛然發現自己的身體已經無法正常進食了，主觀催吐變成了一吃就吐，到了吃飯時間就腹脹，幾天不吃也不會餓，飢餓的感覺成了一種奢侈。

出現後面幾種症狀就說明人體已進入疾病發生的階段了，這在專業上叫神經性厭食，這一階段患者需要尋求身心科、消化科和營養科的共同幫助。如果患者沒有得到及時治療，則會有很高的死亡率，白髮人送黑髮人的慘劇並不是嚇唬人，而是很可能真實發生的。

也許有部分人會說：我的工作要出鏡，我的身材必須纖細，為了事業，即便「刀山火海」，我也義無反顧。

然而，用錯了方法，越努力越糟糕，最終結果往往事與願違。習慣性催吐減肥是不健康的減重方式，更容易造成人的骨骼肌消耗。瘦了半天，可能瘦的都是肌肉，脂肪猶在，反而使自身的體力下降，但凡多吃一口，體重馬上會出現報復性反彈，甚至比原來更胖。

想知道怎麼才能快速減肥，不如先問問自己是否需要減肥

肥胖症確實是一種慢性代謝性疾病，這是各種肥胖診療指南的共識。不過，只有滿足以下4個條件之一的人才真正需要「治療」這種疾病。

（1） BMI > 28 的人；

（2） BMI 在 24～28 之間，患有高血壓、高脂血症、糖尿

第九章　催吐減重千萬不可行

病等已知疾病的人；

（3）腰圍≥ 90 公分的男性和腰圍≥ 80 公分的女性；

（4）體脂率＞ 25% 的男性和體脂率＞ 30% 的女性。

有病去哪裡治療？首選去醫院。不同的醫院科室設置不同，有的需要去內分泌科，有的要去營養科。

減重是個技術工作，一定不僅僅是「少吃多動」，就好比大家都知道股票要低買高賣，可是什麼時機出手，實際上是需要「講究技巧」的。

然而，很多人並不滿足上述 4 個條件中的任何一條，也整天說要減肥，好像不減肥就沒有勇氣去社交。管理體型是個人的私事，外人本無權置喙，但如果人的 BMI 在 18.5 以下，那麼一定不要輕言減重，因為這時減重會對身體造成非常嚴重的傷害！

健康的減重需要策略、技巧和堅持，多數情況下，並不存在輕鬆躺著就能達成目的的可能 —— 唯一的「捷徑」可能是減重手術，不過手術也需要滿足一點苛刻的條件，並非人人都適合。另外，即便透過減重手術切了胃，如果沒有科學化的飲食和生活方式管理，患者也有復胖的可能。

體重管理是一種生活態度，絕不是「炒短線」。習慣性催吐不過是萬千速成減肥噱頭中的一個，有因此而致病的，也有因此而致死的，血淋淋的教訓在臨床上並不少見，減肥的人們需要引以為戒。

第十章
長得胖是因為不會吃飯？

筆者在營養科門診,經常遇到一些很委屈的患者,他們為什麼會感到委屈呢?

這些患者往往說自己吃得不多,還經常不吃晚飯,卻總在自己身上看不到任何減肥效果,甚至過個節日稍微多吃兩口就會胖幾公斤。

針對這一現象,大家有沒有想過,人體體重的增加固然可能是因為進食過多所致,但是更可能是因為不合理的進食習慣所致。

在此向大家講一下筆者門診中就診的流程。

在大家第一次來筆者的營養科門診就診時,醫師不會馬上給出一個正式的減重食譜。因為醫學營養減重之前需要先做評估,檢查患者身體是否因相關疾病而肥胖,有無其他代謝疾病,如高血脂、高血壓、高血糖和高尿酸等,有沒有因體重過重引起的關節不適等,會要求患者做抽血、驗尿和超音波等相關檢查,然後與患者約定1週後的門診號來複診。

第十章　長得胖是因為不會吃飯？

在首次問診時筆者雖然不會直接給予食譜，但通常會教患者幾招健康進食的技巧，讓患者當成作業回家練習。等 1 週後來回診的時候，有的人會感覺到自身發生變化，告訴醫師自己也沒少吃，就稍微練習這幾招，減了 1.5 公斤……大多數患者不控制飲食，甚至有人還特意在外多吃幾餐，為減肥前打打氣，怕開始正式減肥後醫師不准吃。然而，就是稍微做一做這麼幾個簡單的吃飯技巧，多數患者基本上平均能減掉 1.5 公斤左右的體重。

減肥過程中的吃飯總結起來應該分成「吃什麼」和「怎麼吃」兩個問題。「吃什麼」？「少吃」的說法大家都耳熟能詳，因為能夠減肥一個很重要的前提是實現熱量的負平衡，所以「吃什麼」，對控制熱量的攝取很重要。但只要實現熱量赤字就能減肥嗎？回答「是」的話，未免有些草率。

餓肚子 3～5 天，熱量赤字 3～5 天能減肥嗎？有過相關減肥經歷的人們都知道答案，只依靠單純的飢餓減肥是很難的，初期有點效果，但也只是肌肉消耗的結果，只要略微多吃一點食物，很快就反彈。所以，簡單的熱量赤字是前提，但前提之外還有一個前提，那就是動態的、持續的熱量赤字。

那麼怎麼能做到動態的、持續的熱量赤字呢？套用一句俗話說「怎麼更容易地堅持呢」？在營養學專業上有一個詞叫「遵從性」，也就是對減肥方案或運動方案的執行程度。遵從性越好，越容易減肥，越不容易反彈。

想知道怎麼才能快速減肥，不如先問問自己是否需要減肥

如何能增加遵從性呢？可以從「怎麼吃」上想辦法。只要掌握了吃飯的技巧，將其變成人的一種日常的生活習慣，就一定更容易減肥，更不容易反彈。

減肥堅持多長時間算成功呢？2週，還是1個月？從研究減肥的角度看，最少也應該看3個月。如果減肥時間達到3個月、半年、甚至1年以上，體重始終維持、不反彈，那才能算有成效。為此，在減肥的過程中，「怎麼吃」的作用不僅僅體現在初期複診前的一週掉1.5公斤，更大的意義在於減肥3個月以上仍然不容易反彈，能持續保持體重。

有人也說，醫師，我能不能3個月後再練習吃飯技巧呢？為山九仞，卻只想要最後一筐土，這個要求是不是有點高？所以，有效的吃飯技巧一定是患者在看門診、見到醫師第一面後就要開始練習的。這些吃飯的技巧簡單又不用花錢，效果往往還特別好。

先從最簡單的咀嚼說起。

事實上，肥胖或超重的人往往吃飯時的速度都很快。吃得太快，多半會吃得更多，這增加了代謝負擔，容易導致肥胖。那麼反過來，吃得慢點是否利於減重呢？

正常吃飯的步驟是用餐具把食物送到嘴裡，咀嚼直到食物完全下嚥，如此循環往復。

很多人增加把飯放進嘴裡的時間是因為疾病狀態下的不得

第十章　長得胖是因為不會吃飯？

已,例如,帕金森患者進食時將一勺飯放入口中需要數分鐘,甚至更長時間。

然而,有一點研究發現,延長從咀嚼第一口食物到完全下嚥的時間竟然有利於體重的減輕和維持。

為此,為了減肥,可以將吃飯的步驟精準化,將下顎上下來回往復一次定義為咀嚼一次,將第一次咀嚼到整口食物完全嚥下的最後一次咀嚼的時間段定義為咀嚼時間,透過咀嚼速度＝咀嚼次數／咀嚼時間的公式計算咀嚼速度。

這項研究來自 2015 年,研究結果發現,與體重正常者相比,超重或肥胖者進食時的咀嚼次數更少,咀嚼時間更短,同時,兩者咀嚼速度並統計上無顯著差異,結果顯示人的 BMI 與咀嚼次數和咀嚼時間明顯呈現負相關。

類似的研究還發現,增加咀嚼次數和延長咀嚼時間可以降低進食速度,延長進食時間,抑制食慾,適當減少進食量,進而增加食物熱效應,減輕血糖負荷和改善代謝,從而有助於體重減輕和減重維持。

當然,這類研究也存在缺陷,其觀察性研究多依賴於資料庫數據回顧,可能有所偏差,介入性研究可能樣本量不大、介入時間短、多選擇固體食物如披薩等,結果有一定的局限性。

雖然這類研究尚不足以改寫健康指引,但是基於這些研究,患者可不可以在生活中進行嘗試呢?不試不知道,真正實行起

來還是較為困難的。因為在日常生活中，人們很難堅持去多咀嚼。

怎麼克服？

不妨在手機上設定鬧鐘，每餐之前提醒自己細嚼慢嚥，這方法簡單易行。精緻的生活高手還可以準備個計時器或找一個APP督促自己，持續一段時間後，就可能習慣成自然。

咀嚼多少次合適呢？

一項研究發現吃同樣的食物，咀嚼40次與15次的人相比，前者的食量明顯較低，進食較少，餐後血糖和血胰島素數值更低。另一項研究發現吃同樣的食物，如果體重正常者平均咀嚼次數在30左右，那麼超重或肥胖者往往只需要咀嚼20次左右。當然，為了將研究標準化，研究者讓他們咀嚼的食物統一為披薩。

生活中，多數人通常認為吃流質或半流質的食物時咀嚼15～20次基本上就沒東西了。

所以，「取法其上」，不妨為自己設個吃每一口飯都至少要

第十章　長得胖是因為不會吃飯？

咀嚼 30 下的小目標。設定此目標的關鍵不在於一定要咀嚼滿 30 下，而在於確實應透過這個方法延長咀嚼次數和時間，進而養成好的進食習慣。

誰不適合？

咀嚼研究中都要求受試者牙齒是完整的。

生活中，牙齒不好，尤其是下顎關節發育不良、易於錯位的人可能並不適合以上方法。

增加咀嚼次數或延長咀嚼時間是一種行為介入，其意義不僅在於減重，更關鍵在於提高遵從性，避免減重後的體重反彈。

研究發現，在長時間的減重介入過程中，減的最好的和反彈最少的人其遵從性都是最好的。提高遵從性，有時候並不是「憋氣」、努力堅持就行的，而是要培養良好的生活習慣和行為習慣。尤其是在長時間的減重過程中，建構起健康的生活習慣可能是減重成功並維持體重的重要因素之一。

這些行為可能還包括以下幾點。

首先是定時進食。定時進食就是日常生活中人們常說的按時吃飯，其目的在於過規律的生活。

不定時、不規律地吃飯，一來二去特別容易引起胃腸道疾

誰不適合？

病,如慢性胃炎、胃潰瘍等,尤其是因工作性質、職務相關不能按時吃飯的人,如計程車司機等,常常會因不規律進食引起胃腸節律紊亂,出現疾病。

減肥期間也是同樣的道理,如果常不按時吃飯和飢餓後才想到要吃飯,在減肥進行到一段時間後,那種非常難以自制的飢餓感會如影隨形,很可能導致半夜起來點外送、吃零食⋯⋯而且特別容易出現暴飲暴食,吃完後又很容易內疚自責。

所以,減肥過程中,一定要定時吃,而不是餓了吃。規律的進餐時間有利於預防肥胖。

在 2017～2019 年,有研究者分別在西班牙和墨西哥兩國選擇了 106 名 18～25 歲的年輕大學生進行了一項橫向研究。這項研究調查了這些人在工作日（週一到週五）每天吃早飯、午飯和晚飯的時間,同時調查他們在週末的時候吃早飯、午飯和晚飯的時間。將工作日和週末的進食時間進行對比後研究者們發現這兩個時間段人們的進食時間還是有區別的。如在工作日,大學生都在 08:20 左右吃早飯,而週末的時候大多數人會睡個懶覺,早餐時間往往已接近中午⋯⋯這其實是比較常見的現象,是大多數學生的大學生活寫照。但科學家們總結其中的規律發現,大學生們工作日和週末吃飯時間的差值越大,即越是吃飯不規律、時間不固定的人,越容易肥胖。時間差超過 3.5 小時的大學生們 BMI 明顯高於其他人。

第十章　長得胖是因為不會吃飯？

少量多餐，增加進食頻率

多數科學的營養減重的方案會建議患者在兩餐之間加一餐，經常有人對此感到疑惑，人不餓為什麼要多吃一餐呢？也有些患者往往因為工作太忙而忘記了加餐。加餐並不是擔心患者會餓肚子，其實際上是建議將生活中三餐的量分成 5 次去吃，總量不增加而增加餐次，以此方式來可以減輕患者的代謝負擔，幫助患者減重。

有興趣的讀者可以來看一項 2016 年發表的關於加餐的研究。科學家們從 2009～2010 年和 2011～2012 年度美國國家健康與營養調查（National Health and Nutrition Examination Survey，NHANES）資料庫中，納入了 7,791 例肥胖人士作為實驗對照樣本進行研究，其中男性 4,017 例，女性 3,774 例，採用 24 小時飲食回顧法估算進食頻率、攝取熱量、熱量密度和飲食品質等資訊，發現進食頻率較高者熱量攝取多，但熱量密度低，且飲食品質高；高進食頻率同肥胖者腰圍呈現負相關；高進食頻率同女性 BMI 指數負相關。

因此，增加餐次不是醫師擔心患者吃不飽餓肚子，而是為了維持減重的節奏。到了增加的那餐的時間，哪怕是食用簡單的一杯優酪乳或者是一個番茄、黃瓜都可以。加餐的目的不是為了吃，是為了形成良好的減肥節奏。少量多餐有效的地方更

在於持續減重3個月甚至半年後，當體重下降速度減慢的時候，少量多餐的人更不容易反彈，更易於長期維持體重。

吃飯順序

生活中，很多人喜歡把菜和飯拌在一起吃，例如蓋飯，但是這種食用方法容易發胖。中式餐點過於美味，快炒或勾芡後，菜餚湯汁中含有很多的鹽和油脂，菜和飯混著吃美則美矣，但熱量超標了。

所以，別飯菜混在一起吃，也別先吃飯。

要想健康減重，可以嘗試先吃菜後吃飯，先把每餐的蔬菜吃完三分之一後再嘗試吃第一口飯，這樣可以增加飽足感，還有利於控制血糖，尤其是對於患有糖尿病的人而言這很重要。

另外有2個小樣本的探索性研究發現，調整進食的順序有利於糖尿病患者控制血糖。2015年美國的1項小範圍研究，調查了11例合併糖尿病進行二甲雙胍藥物治療的肥胖症患者，這些患者平均年齡54歲，其中男性5例，平均BMI 32.9，診斷糖尿病時間約4.8年，平均糖化血色素6.5%。該研究採用自身前後對照的方式，這些患者每天攝取約628大卡熱量（其中，蛋白質55g，碳水化合物68g，脂肪16g），介入2週，第1週進食順序為碳水化合物＋15分鐘空隙＋蛋白質和蔬菜，第2週

第十章　長得胖是因為不會吃飯？

為蛋白質和蔬菜＋5分鐘空隙＋碳水化合物，採集血糖和餐後0～120分鐘的胰島素數值，結果發現先菜後碳水化合物組進食後30分鐘、60分鐘和120分鐘血糖分別下降28.6%、36.7%和16.8%，這說明調整進餐順序可能有助於控制血糖。

另外一項針對15例糖尿病前期患者的研究也發現，後吃含有碳水化合物的食物更利於血糖值的穩定。對於兒童第一型糖尿病患者來說，後吃碳水有利於降低其餐後血糖和維持血糖穩定。

先吃菜後吃飯是減重過程中一個最簡單的技巧，減肥的朋友們可以嘗試一下，既不花錢也不麻煩。

每天監測體重

坦然面對生命中不可承受之重是有難度的，不少人不願意測或者不敢測體重。但是每天測量體重，勇敢面對增加的體重是減重的必備過程。

每天在同一個時間使用體重秤記錄數據，每週進行回饋，每天為體重的增加而糾結，去反省昨日的火鍋、燒烤和啤酒，為體重的減少而欣喜，才會發現原來減肥沒有想像中的那麼難。

減重的開始階段，每個患者都會經歷這樣的過程，直至某一天掌握了規律，建構了良好的生活習慣，成功減輕體重，然

後不再執著於些許的波動,轉而健康地生活。

在人類進化的歷史中,只有更容易胖的、更能吃飽的人類才能活下來而不被淘汰。因此身體的激素有這樣的特性:當人瘦下來,大腦以為人吃不飽,為了不被自然淘汰掉,大腦會讓身體增加食慾激素的分泌,減少瘦素的分泌,這也是減重會反彈的重要原因之一。從這個角度來說,減重是「違背自然規律的」。想要對抗這種自然規律,只單純選擇吃什麼是很難的,人應該嘗試養成良好的進食規律和習慣。

綜上所述,不妨拿起手機設個鬧鐘,提醒自己從每口飯咀嚼 30 下做起。

第十章　長得胖是因為不會吃飯？

第十一章
減肥運動怎麼做才對？

說到減肥，一定離不開運動。

在減肥過程中，經常有拚命跳繩，但體重仍然紋絲不動，或者多動磨壞了關節的事情發生。其實，運動不僅只有跳繩，也不僅只有多動，運動是科學，運動需要專業。要知道，奧運選手奪冠尚且需要專業運動指導，大手術後身體恢復和老年人對抗肌少症也都需要專業運動指導，那麼減肥呢？

運動的幾個角度

運動有很多種類型。經常有人會說有氧運動好，重量訓練好，其實，最適合自己的運動對自身而言才是最好的。

運動還分強度。為什麼有的人日行萬步體重卻不下降？這顯然就是因為運動的強度不夠。所謂的運動強度，通常可以用最大心跳率評估來確定，即用 220 減掉年齡，即可得預估最大心跳率。如果人在運動時的心跳速度達到最大心跳率的 60％～

第十一章　減肥運動怎麼做才對？

85％，則可認為這屬於中等強度的運動。最大心跳率是日常的簡易指標，從專業的角度來看，更常用的指標是代謝當量（metabolic equivalents，METs）。MET 是維持靜息代謝所需要的耗氧量，例如 1 公斤體重靜息的時候氧耗量大約是 3.5ml，其被定義為 1 MET。如果運動強度是 3～6 MET，則可認定其是中等強度的活動。

運動的持續時間和頻率也很重要。所謂「不談劑量反應關係都是性騷擾」。如果運動的類型不對，強度、持續時間和頻率不夠，那麼效果必然也不怎麼樣。

在判斷運動效果好不好時，不妨問一下這幾個問題：做的是什麼類型的運動？做到什麼強度？持續多長時間？每週頻率是多少？運動雖好，但如果強度不夠、時間和頻率不夠，都可能影響整體上的運動品質，消耗的熱量也就極為有限。

另外，運動也要講安全，要循序漸進。美國心臟協會的一份指南就推薦說，做運動一定要循序漸進，要慢慢增加強度，以避免發生運動損傷。

減肥運動還需要考慮的問題

運動要結合飲食控制。俗話說「減肥是七分靠吃，三分靠動」。理論上講人體的總熱量消耗中體力活動大約占 30％。如果

不控制飲食，單純只做運動，很多時候真的會打折扣。

運動要考慮年齡。25 歲左右體重正常的人每週保持 150 分鐘的中等強度活動就可以防止體重的增加。但人到中年或者再往上進入到 60 歲的時候，想要防止體重增加就可能需要更多的體力活動。

初始體重也很重要。做大約消耗 300 大卡熱量的活動對於初始體重較小和初始體重稍大的兩類人來說，減肥效果肯定是不一樣的。熱量消耗量取決於初始體重、運動時間和強度。

而且，初始體重過大的人在做運動時既要做好伸展，更要注意對膝關節、踝關節的保護，不要因為過度跑步爬樓梯磨壞了關節，那樣是得不償失；做高強度運動前，也一定要評估心臟功能，避免發生猝死等風險。

要想透過運動減肥，既要考慮運動本身的優勢，也要考慮到肥胖族群本身的特點。在減肥時如果只講求運動而不考慮肥胖族群自身的實際情況，單獨地說運動消耗熱量，那麼效果可能會打折扣，甚至出現不必要的損傷！

不控制飲食，單純運動效果怎麼樣？

有的朋友運動到極致，體重卻沒有明顯的變化，這其實是很常見的現象。有的朋友投入大量金錢，上昂貴的教練課，每

第十一章　減肥運動怎麼做才對？

天堅持練習，自己覺得肌肉練得很不錯，但整體的體重卻控制得不是很好。有的朋友愛跳繩，每天跳幾千次，2個月後體重一點都沒變化。

遇到這種情況別著急，筆者建議找個營養師，可以在他的幫助下進行飲食管理，因為飲食介入不做到位或不做，只單純靠運動減肥是有難度的！

發表在2010年《美國醫學雜誌》(*The American Journal of Medicine*)的一份前瞻性研究正說明了這一點。

該研究一共有34,079位女性參與，平均年齡54歲，從1992年開始一直觀察到2007年，共回訪了13年。在這13年中，研究者並不控制這些參與者的飲食，且按照她們的體力活動強度將其分成3組：MET 7.5以下；7.5到21之間；21以上。13年後，這3組體重會有什麼變化呢？

研究結果發現，13年後，這些參與研究的女性體重平均增加了2.6公斤。既然是平均，那一定是有多的、有少的。按照BMI對結果做劃分，可以說一目了然。

BMI小於25的女性大約有4,500多人，占研究總人數的13.3%，如果能夠維持每天60分鐘的中等強度活動，那麼她們的體重平均增加不到2.3公斤，低於總平均水準，而且經過統計學分析後研究者發現，被試者的體力活動量與體重值的增加是負相關的，即運動越多，體重越不容易增加。

當 BMI 在 30 以上時，體力活動量和體重值的增加沒有太大的關係。更簡單來說，對於超重或者肥胖的人而言，飲食不控制，只是單純的運動並不能夠預防體重值的增加！

　　在被試者中，不用控制飲食，能做到只靠運動就維持體重或減肥的，只有 BMI 小於 25 的女性，而 BMI 25 以下按照 WHO 標準屬於正常體重範圍。

　　透過這項研究也能看出，不控制飲食正常吃飯，只靠運動控制體重，13 年內體重不增加或增加 2.3 公斤以內的人，最低的運動要求是每天進行 60 分鐘中等強度運動，每週要 400 分鐘以上，也都高於常規指南的推薦。

　　因此，不控制飲食單純依靠運動並不是可行的減肥方法。如果進行了高強度的運動，如每天跑 5 公里或者進行 3,000 下跳繩，體重卻仍然沒有特別的變化，那麼此時可能需要稍微反省一下，會不會是因為日常生活中攝取了過量的油和鹽所致？

什麼類型的運動減肥效果最好？

　　關於運動類型的爭議存在已久，究竟是有氧運動好，還是重量訓練好？

　　這裡先來看一項發表在 2009 年的研究。研究人員選擇了 136 名肥胖者，飲食調整後，將參與者按照運動類型分為 4 組，

第十一章　減肥運動怎麼做才對？

即重訓組、有氧組、有氧和重訓結合組、久坐對照組。觀察6個月後，研究人員發現有氧組、重訓組和有氧＋重訓組都出現體重下降的現象，而久坐對照組的體重不減反增，這個研究結果是在預料之中的。

再從心肺功能的角度來看，有氧運動或雙重運動比較好。從減脂肪的角度來講，有氧運動或有氧＋重訓好。從維持和增加肌肉的角度來講，重量訓練或有氧＋重訓好。從胰島素抗阻的角度來講，有氧＋重訓好。

因此，有氧運動和重訓雙重運動可能是各種獲益都較好的選擇。

減肥有一句特別通俗的話叫減脂增肌，其核心是增加骨骼肌的量，所以一定得保持重量訓練的量。

一個2017年發表在《新英格蘭醫學期刊》的研究也發現，想要維持肌肉或降低體重，重量訓練或者有氧＋重訓比單純有氧運動要好一點。

從運動科學的角度來講，一開始可以選擇做一點平衡運動和柔軟運動，然後做一點有氧運動和重量訓練，最後再稍微做一點伸展，這樣運動的減肥效果會比較好。

那麼，什麼類型的運動最好？有氧運動有利於心肺功能，重量訓練有利於維持肌肉。但很多朋友們會有類似的經歷，心血來潮辦了健身房會員、買一個運動機械、請一個運動教練……在

花錢之後心理上覺得很放鬆,暗示自己好像馬上就要運動了。但實際上會員直到過期也去不了幾次,運動機械開封用幾次後就長期閒置,教練的作用止於每天傳訊息提醒。所以也不要光說有氧運動好還是重量訓練好,如果不付出行動,那就沒有太大的意義。只有願意執行和能執行的運動才是最好的!

在制定減肥運動的計畫時,千萬不要把運動計畫搞得太複雜,複雜往往意味著難以持久,靠著毅力堅持兩三天還可以,時間長了很難堅持。在選擇運動類型時自己先要知道,原則上,有氧運動結合重量訓練可能會更好一點,但動起來更重要。

醫師也是一樣,給大家的運動建議既要有科學上的考慮也要結合大家的日常生活,推薦最容易完成的運動計畫有時比推薦最有效的運動計畫更重要。

減肥後想要不反彈需要的最少運動量是多少

常有朋友們問筆者減肥減沒什麼問題,接下來要保持體重不反彈還要做什麼活動比較好?

先來看一項研究,有研究者一共找了 201 名年齡在 21 ～ 45 歲的女性當做研究樣本,測算出她們的 BMI 在 27 ～ 40 之間。研究初始,先讓她們控制熱量攝取來減肥,每天只提供 1,200 ～ 1,500 大卡的食物,同時按照不同運動強度和時間將其分為 4

第十一章　減肥運動怎麼做才對？

組：高強度短時間、高強度長時間、低強度短時間和低強度長時間，最後比較不同運動強度和時間下減重和維持減重的效果。

在長達 2 年的執行期中，研究者發現被研究樣本基本有類似的體重變化曲線（詳見減重時間規律一節），同時該研究也發現，在減重 6 個月時被研究者體重值到達最低，平均減重 8%～10%，其後慢慢回彈。2 年後，她們平均減重 5% 左右。

2 年後的結果證明，不同運動分組之間的減重效果並統計上無顯著差異，而每週運動 275 分鐘以上或消耗 1,835 大卡的人更容易減重，並在減重 10% 左右之後繼續維持。

持續減重 2 年而維持不太明顯的反彈，需要在限制熱量攝取的基礎上每週最低達到 275 分鐘的運動時間。

動比不動好，要避免久坐！

不運動是很難減肥的，而久坐還會增加死亡的風險。

研究發現，經常久坐不動的人容易出現脂肪肝或血壓、血糖異常等現象，患結腸癌和乳腺癌的風險也會增加，總體死亡風險更高。而且，對於 BMI 在 25 以上的族群來說，這類風險還要高於 BMI 正常的人。

現在很多人工作都特別忙，不過即便再忙，每 1 小時起身

倒杯水或上個廁所的時間一定是能擠出來的，關鍵在於自己是否在意自己的身體，願不願意去做。

運動雖好，但更要小心！

在筆者門診減肥，前 3 個月筆者通常對患者的運動量要求不高，就 2 個動作，一個是拿礦泉水瓶子當做小啞鈴，每天做 3～5 次，每次 10 分鐘；另一個是簡單的仰臥起坐或平板支撐 3 分鐘。每次回診，都要反覆叮囑患者不要做用腿的活動，千萬要做好伸展……因為醫師已經見過太多各式各樣因運動造成損傷的案例。

運動可能會讓人受傷，肥胖患者運動時更容易受傷，體重較重的朋友們做運動時一定要小心，因為各種運動損傷的風險讓人防不勝防，如走多了膝關節磨壞的，前十字韌帶拉斷的，足底筋膜炎的，扭到腰肌肉損傷的，腰椎壓迫性骨折的，晚上夜跑掉坑洞裡骨折的，不小心摔倒了手臂骨折的，跑 5 公里然後橫紋肌溶解血尿的……

在運動受傷後，無論做手術還是進行復健治療，減肥都只能暫停。一來一回，前面的減肥效果就歸零了。因此，為了保持減肥成果，運動也得小心！

減肥引起的運動損傷還會有兩個會致命的風險，即心律不

第十一章　減肥運動怎麼做才對？

整和心梗。面對這類風險，如果發作時身邊沒有人或搶救不及時，真的會導致猝死。尤其是體重過重時，患者心臟可能因為代償而增大，或者本身有先天的心臟疾病而不自知，再加上平時工作或讀書的勞累，如果不在運動時加以注意，強行進行高強度運動會非常危險。

網路上時常可見過度減肥猝死的例子，每個悲劇都格外讓人惋惜。為此，透過較高強度運動進行減肥前一定要先評估心臟功能。

普通人如何尋求專業的運動指導？

看到這裡大家可能會有些困惑，不運動不利於減肥，運動卻有風險，那麼普通人想要減肥，應該怎麼來尋求專業的運動建議呢？

筆者有一個方法，許多醫院都有復健科，這是專門研究運動和復健的醫療科室。掛個號，找個醫師，請他專門分析到底該怎麼運動，尤其有一點因為運動出現了關節問題或者不適的朋友們，去找專業的運動指導，一定比自己盲目運動要安全。

掛號費幾百塊，有個人化的指導，且患者可以得到媲美奧運運動員同等需求的運動復健方案，CP 值極高。

問題1：減肥要不要請運動教練呢？

答：筆者認為不是必須的！在筆者門診，醫師一般都會問患者日常運動情況、有沒有請教練之類的問題。對於請了教練的患者，筆者通常會建議將教練時間往後推延，在醫院接受完3個月或6個月的減肥療程後再繼續請教練指導。另外筆者還想提醒大家，最好找有相關證照的教練，想要CP值更高的，不妨看看醫院復健科。

問題2：是不是隨著半年一年後減重結束，要想繼續保持體重對運動的要求是更高的，需要再增加運動量，而不是說進入停滯期慢慢地不動？

答：理論上來講是的，但是在實際減肥過程後還要看每個人的具體情況，如果說減重期間的活動量已經很強，停滯期間想要再強化，可能也不一定能做到。所以還應該根據每個人的具體情況找醫師去做評估，慢慢地增加運動量，不要盲目地進行高強度運動。如果說減重期間運動還好，減重進入第6個月後稍微增加運動強度，效果可能會更好。減肥期間運動的效果越往後越大，運動一直有效，減肥半年後效果會更有效。

第十一章　減肥運動怎麼做才對？

問題3：在醫院拿到了營養處方之後，又自己安排了健身課，比如說晚上7點做瑜伽，上瑜伽課之前要求是空腹，能不能把晚餐調整到再晚一點，或者進行高強度訓練之前，能不能再多吃一點？

　　答：在門診，筆者還是那句話，建議把教練課程挪到減重3個月之後，兩者之間不會產生衝突，也相對省錢。

　　營養減重，節奏和規律特別重要，盡量定時吃飯，不要打亂節奏！先以營養方案為主，畢竟在減重時運動最多消耗熱量的30%。具體的活動，可以結合患者的生活習慣再去做一點調整。

問題4：因為身體原因，下肢行動不便，只能靠上肢做重量訓練。雙手舉啞鈴，一開始的重量是1.5公斤，維持了2個月。從一開始運動出汗到現在不怎麼出汗，然後又換了3公斤的重量，體重下降明顯，啞鈴的重量與體重的下降幅度有沒有必然的關聯？

　　答：這個問題很好，但是筆者還是想說，如果患者的年齡較大，做啞鈴動作也得注意肩關節、肘關節舒不舒服。即便只用上肢，也不一定非得做啞鈴。

　　有關增加啞鈴重量的問題要因人而異，減肥是個長期的過程，需要循序漸進。

問題 5：運動後如何測心跳率？摸摸自己的脈搏，有時候快有時候慢，有沒有什麼比較好的方式測脈搏？

答：筆者做研究的時候會發給患者每人一個可以檢測脈搏的手環，採集不同天的數據做比較，這樣才具有一定的參考價值。

問題 6：作者經常要求的 2 個動作是什麼？

答：筆者門診一般都會要求患者做 2 個動作。

第一個，簡單的仰臥起坐。在硬地板上躺平，上半身不動，下半身腳跟腿並排打直再抬高 20° 左右，抬高過程不能動來動去，要保持全身姿勢不變，累了放下來休息一下再來，每天累計時間 3 分鐘左右。這個動作不容易，但是對於瘦肚子上的肉來說是相對有效的，如果大多數患者堅持不下來，也可以不作強求。如果本身腰不好就不建議做這項動作，換成做平板支撐也行。

第二個，簡易啞鈴。辦公桌上放一瓶 500 毫升的水，重量也不用特別重，拿它當作啞鈴，每次舉 10 分鐘左右，一天 3～5 次，對於女性朋友們來說，這個動作既能讓上肢的皮膚和肌肉變得緊緻一些。而且這個動作很方便，不耽誤日常的工作學習。

這樣 2 個簡單的動作是筆者個人比較推薦的，因為大多數人忙於工作，長時間的運動太難，所以在門診減肥，前 3 個月筆者會對患者提一點小要求，但是依然有很多患者因為時間問題難以做到。

第十一章 減肥運動怎麼做才對？

問題 7：揉腹部能不能減少腹部的脂肪？

答：可能不太行。類似的方式很多患者可能還看到過塑膠膜裹腹三溫暖，其實這種方式帶來的效果很普通。減腹部脂肪，既要透過減少飲食的熱量攝取控制整體的減重，又要配合仰臥起坐類的針對性訓練，揉肚子作用不大。

問題 8：每天早晨慢跑 30 分鐘 4.5 公里，週末還加量，堅持好幾年了，但是最近半年減重效果不理想。是繼續原來跑步的方式，還是換個運動方式？

答：這種情況在生活中很常見。首先，控制體重不一定需要加運動，稍微管理飲食，效果很快就出來了，如果本來運動強度就很大，可以另外進行飲食控制。其次，長期習慣跑步是一種生活型態，不跑了可能會覺得很不舒服，跑一跑心情會很愉悅。最後，如果有需要的話可以到門診看看。

問題 9：運動要不要吃營養補充品，如各種氨基酸之類？

答：不建議。類似的 HMB、睪固酮等補劑的長期安全性尚不確定，不建議自己盲目服用，需要在專業醫師指導下服用。

問題 10：運動時腓腸肌撕裂，臥床 2 個月體重反彈，想要繼續減肥應該怎麼辦？換方案還是堅持原來的方案？

答：運動受損體重反彈是很常見的問題，要先到門診就診後再做決定。

第十二章
想靠睡眠減肥怎麼做？

現在很多人都特別容易「五行缺覺」，這其中原因很多，既有課業、工作生活壓力大的因素，也有電子產品上誘惑太多的因素，還可能因疾病疼痛困擾等，林林總總，不一而足。

身為一個專業的營養科醫師，筆者在門診中發現很多肥胖患者們或多或少都有睡眠不足的問題，要麼睡眠時間不夠，要麼睡眠品質不好，要麼睡覺不規律……很多人肥胖或者減肥效果不好都是因為睡眠有問題。

睡得少，容易胖！

人每天睡多久合適呢？不同研究的觀點稍有不同，但通常不宜少於 6 ～ 7 小時。

睡得少的人更容易肥胖，是真的嗎？

1995 年，有 8 萬多年齡在 51 ～ 72 歲不等的美國人加入了一項科學研究。該研究記錄了他們每天的睡眠時間，美國睡眠

第十二章　想靠睡眠減肥怎麼做？

醫學會（American Academy of Sleep Medicine, AASM）建議美國人每晚睡覺 7 小時以上。睡覺時間與肥胖到底有沒有關係？答案是肯定的。到 2004 年，研究七年半之後，科學家們發現睡眠時間在 7 小時以內的人與正常睡眠 7～8 小時的人相比，睡不到 7 小時的人更容易肥胖。

而且，睡眠和吃飯一樣是人類最基本的權利，不論學歷高低、年齡大小、愛不愛活動和吸不吸菸，睡得不夠就是會變胖。

每天的基礎睡眠時間有多重要呢？即便體重不重的正常人，如果經常睡眠不足 5 小時，7 年後也更容易變成胖子！

那麼，是不是睡覺時間越長就越容易變瘦呢？並非如此。好幾個研究都發現睡眠時間 9 小時以上的人有更容易變瘦的趨勢，尤其是女性，「睡個美容覺」看起來更容易變瘦，但從統計學上角度上看，兩類人沒有差異。因為睡眠 9 小時以上的研究有點難度，並不是所有人都能習慣做到每天睡覺 9 小時……

為此，保證基本睡眠，少熬夜才是正確的基本生活方式。

睡不好容易胖嗎？

睡眠品質取決於睡眠期間的醒來次數、深度睡眠占整個睡眠時長的比例和持續時間等。有些事情看似微不足道，但真的有可能會影響到人的睡眠品質。

有的人習慣抱著手機平板看劇，手機還亮著人卻睡著了……別說這樣，就連睡眠時在臥室裡開個夜燈也能把人照胖嗎？

2003 年，美國和波多黎各的科學家聯合進行了一項實驗，選擇了大約 43,000 多名平均年齡 55 歲左右沒有乳腺癌的女性進行研究。科學家們觀察了這些女性睡覺時臥室中有無夜燈，屋外有無照明，是否有開電視等人工燈光等情況。在觀察了 6 年後，即 2009 年，科學家們發現睡覺習慣點燈的人更容易胖，而且即便是原來體重正常的人，如果經常暴露於燈光睡眠也容易變胖。因為環境中的燈光可能會影響到睡眠品質和淺眠期。

所以，筆者在此建議睡前關閉手機以及各類燈光，保證睡眠品質。

睡不規律容易胖嗎？

早睡早起，定時吃飯，這些是大家從小就熟知的常識，大多數時候人們對此也許不以為然，但其實很多研究已經證實這些不僅僅是「老生常談」，而是真有科學道理的。

2017 年，西班牙和墨西哥的科學家聯合進行了一項實驗，科學家們找了 500 多名 18～25 歲的年輕人，要求他們吃地中海飲食。地中海飲食一直是全球公認最健康的飲食模式之一，與長壽、預防心腦血管疾病等關係密切。

第十二章　想靠睡眠減肥怎麼做？

在進行健康飲食研究的同時，科學家們也在觀察這些年輕人週末和工作日之間睡眠是否規律，研究週末和工作日睡眠時間差值與地中海飲食遵從性和肥胖的關係。結果科學家們發現被試者週末和工作日睡眠時間差越大，即睡眠時間越不規律，地中海飲食的遵從性也就越差。具體表現為蔬果吃得少，早餐常常不吃，這樣一來特別容易肥胖。

也就是說，即便是日常採納健康如地中海飲食一樣的生活方式，睡眠不規律也容易讓人變胖！

這些研究確認了睡覺與肥胖有關係。因為睡眠少了就容易吃得多，也容易造成白天疲勞、活動少進而使熱量消耗減少，然後影響到熱量代謝、激素代謝，如有動物研究發現睡眠差會抑制動物體內褪黑素的生成，導致動物的晝夜節律紊亂。

肥胖後也可能睡不好！

睡眠品質差會讓人更容易胖，反之，肥胖之後也有一種情況會影響睡眠，叫睡眠呼吸中止症候群。

打呼是很常見的現象，但在打呼的時候驟然停止一段時間，彷彿呼吸停止，就比較嚇人了。

睡眠呼吸中止症候群在肥胖族群裡很常見，具體表現為夜間打鼾、窒息，到了白天就開始想睡、嗜睡、疲勞，甚至有的

人開著車就睡著了。兒童肥胖更要留意，晚上打呼會導致白天打瞌睡，注意力不容易集中，會影響課業。

如果肥胖的朋友們有打鼾異常的情況，可以去醫院的耳鼻喉科或是睡眠門診求診，做個睡眠監測，有一個專業指標叫做睡眠呼吸中止指數（apnea hypopnea index, AHI），結合症狀就能診斷睡眠呼吸中止症候群，不過需要的時候可能患者得帶個呼吸器睡覺。

如何睡得好，有幾個小妙招不妨試試

盡量確保睡眠時間充足，少熬夜；

要有儀式感，睡前 1 小時開始盥洗、關燈等一系列行為，養成良好的生活習慣，這種習慣類似於條件反射，一旦養成受益許久，這是睡眠治療的常用策略之一，可以改善患者的睡眠情況，當然，一定要避免睡前滑手機或平板；

週末和工作日作息要保持一致，形成準確的生理時鐘；

可以選擇安靜的環境、舒適的床墊和枕頭，少開夜燈；

睡前避免吸菸，暴食或攝取大量咖啡因；

睡前調整心情，不在睡前回憶不開心的事情，避免情緒干擾；

睡不著的時候減少看錶或手機的次數；

第十二章　想靠睡眠減肥怎麼做？

可以中午小憩，但時間不宜過長，半小時左右為宜；

可以每天適當鍛鍊，定期運動有利於助眠。

最後，也是最重要的，睡眠是一門科學。有自己的專業術語，如失眠、睡眠不足、睡眠剝奪、睡眠不足症候群等，有國際睡眠障礙分類（International Classification of Sleep Disorders, ICSD）診斷，有診療標準、指南和流程。總是睡不好的患者可以尋求專業人士幫忙，看看神經內科和身心科。另外，千萬不要自己在網路上買所謂的保健品來幫助睡眠。合併睡眠呼吸中止症候群而影響睡眠者最好也到醫療院所求診。

總之，想要減肥，想要讓「少吃多動」事半功倍，不妨先從好好睡覺開始。要有充足的睡眠時間和好的睡眠品質，並建立規律的睡眠模式。

第十三章
減肥後體重反彈怎麼辦？

減肥就怕反彈。

有位患者來到筆者門診，她曾在 2018 年來到門診開始減肥，因為工作的關係沒有太多的時間來回診，一直是自己在實施。前面效果很明顯，體重從 2018 年的 98 公斤減到 2019 年的 67 公斤左右，後面因為居家辦公出現了反彈，這一次回來體重上升到 90 公斤，所以有點都不好意思來門診。但她最後想了想，還是正規就診比較放心，所以又來了。她自己分析反彈的原因，覺得和沒有定期來回診有關係。

減肥時的反彈是很常見的現象，而定期回診對預防減肥反彈很有幫助。反彈後不好意思來門診乃是人之常情，但能回來門診就診還是值得表揚的。

減肥中，患者跟醫師之間的信任非常重要。其實很多時候醫師不擔心患者的體重反彈，但是醫師希望患者能夠定期回診，這樣醫師才能對任何出現的情況進行介入，及時做針對性調整，而不回診則不容易應對各種狀況，很容易導致患者體重失控，快速反彈。

第十三章　減肥後體重反彈怎麼辦？

減肥會反彈，這其實是自然規律

在減肥過程中，患者或多或少都會遇到反彈的情況，不用內疚，也不用特別地糾結，這是自然規律。

減重的體重變化曲線常常是一個「勾號」的形狀，減肥把體重減到最低點後，一定會有往回反彈的趨勢（詳見減肥時間規律一節）。

即便對減肥「斷捨離」最狠的減肥手術，術後 5 年乃至 10 年體重也會出現反彈，其主要原因有不遵從性進食，切小了的胃囊或胃空腸吻合處逐漸擴張……減肥手術雖然效果好，但也不是一勞永逸，良好的飲食生活習慣還是要養成的！

為什麼減肥後體重會反彈？

體重反彈難道僅僅是因為毅力不夠，不能堅持嗎？不全是，減肥反彈也有許多客觀原因。

第一，減肥往往伴隨著熱量消耗的下降。

很多研究發現，減肥往往伴隨著基礎代謝率的下降，減重 10% 左右，基礎熱量消耗可能減少 300 大卡。

來做個簡單的計算題。

假設一個人正常的基礎代謝是 1,300 大卡,每天基礎熱量消耗 1,300 大卡,為了減肥,透過飢餓把飲食攝取調整到 1,200 大卡,使熱量攝取負平衡,體重開始下降。

這個時候,透過餓肚子、不吃晚飯等方式減掉的多半是肌肉,骨骼肌減少後直接會引發基礎代謝下降,由原來的 1,300 大卡消耗變成了 1,200 大卡,這樣再依照 1,200 大卡的標準攝取熱量,攝取和消耗會達到新的平衡,體重不會再有變化。

此時,稍微多吃一點,飲食攝取 1,300 大卡熱量,熱量攝取轉為正平衡,體重自然會開始增加。

然後,部分減肥的朋友就會失去信心,開始隨隨便便吃飯,導致熱量攝取進一步增加,甚至達到 2,000 大卡,體重自然而然一下就「吹」起來了,同時人也會覺得疲憊。

這也是網路上常見的「高級」減肥方法容易造成反彈的原因。

為什麼要進行醫學營養減重呢?因為大多數進行營養減重的朋友基礎代謝基本是能夠維持的,甚至表現好的時候自身基礎代謝是增加的,這樣才不容易反彈。

第二,激素也是導致患者減肥反彈的原因之一。

透過飲食控制實現體重下降後,身體會判斷患者是吃不飽餓肚子,為防止出現營養問題,身體會馬上啟動回饋調節,讓胃促生長素(ghrelin)和抑胃肽(gastric inhibitory polypeptide)等激素的分泌增加,促進食慾的同時儲存熱量;同時,讓瘦素、

第十三章　減肥後體重反彈怎麼辦？

多肽 YY、膽囊收縮素和胰多肽等激素減少分泌，避免影響食慾和消化。

在這一調節食慾的外圍激素訊號變化過程中，增加的激素全是容易胖的，減少的激素都是容易瘦的，而且這一變化很可能會持續很長時間，所以減重時的反彈有很大一部分原因是由激素造成的。

話雖如此，也不能完全以激素作為減肥反彈的藉口，有的朋友們減肥的效果能夠維持 2～3 年，難道就不怕激素回饋嗎？其實他們也怕，只是他們付出的更多罷了。

第三，從脂肪細胞說起。

預防減肥反彈在專業上叫做減重後的體重維持，是減肥過程中最大的困難。關於減重維持的研究很多，有科學家發現減肥後和反彈後，人體脂肪細胞也有相應的變化。從脂肪細胞方面來看，當減重開始，體重下降了後，不僅人變瘦了，正常的脂肪細胞直徑也變小了。在減重剛剛結束時，直徑較小的細胞仍占多數，但隨著減重後維持的時間推移，小細胞的數量會越來越少，脂肪細胞會逐步地「變胖」，而體重也一步步地反彈。

如何預防減重反彈？

想要減重不反彈，單靠毅力是很難堅持的，因為大多數人會對自我約束這件事「望而卻步」。而減肥過程中養成的良好生活習慣會將減肥行為習慣化（詳見吃飯技巧一節），這反而可能是更好的策略。

第一，使用正確的減肥方法，醫學營養減重才更不容易反彈。

體重的下降需要科學化的設計。不要羨慕那些盲目少吃多動的方法，剛開始減重 1 個月掉 10 公斤的人不少，但是如果沒有科學化的設計，很多時候肥肉減得快，長回來得也快。醫學營養減重是有科學設計的，只要能定期回診、科學規劃，是不容易反彈的。

第二，設計正確的減肥飲食，高蛋白、低升糖指數的飲食讓人更不容易反彈。

有一個小樣本的研究發現，在減肥 3 個月的族群中，高蛋白飲食的減肥族群體重維持可能會更好一點，比對照組能多減 2.3 公斤，所以高蛋白飲食的反彈可能會更少一點。

另一個關於減肥反彈的研究發表在 2010 年的《新英格蘭醫學期刊》，其將已採用低熱量飲食（每日 800～1,000 大卡）減掉 8%體重的 773 人隨機分為 5 組：高蛋白低升糖指數、高蛋白高升糖指數、低蛋白低升糖指數、低蛋白高升糖指數和正常飲食

第十三章　減肥後體重反彈怎麼辦？

空白對照組。

在飲食管理 26 週後，研究者發現低蛋白質組體重反彈明顯，比高蛋白質組多反彈 1 公斤左右，高血糖組反彈明顯高於低血糖組，唯一體重沒有反彈的是高蛋白質低血糖指數飲食組，甚至還能繼續減。所以要想預防反彈，筆者推薦經專業營養醫師或營養師設計的高蛋白低升糖指數飲食。

第三，減肥行為要對，選對策略才更不容易反彈。

很多朋友們在發現體重反彈後不願意測量體重，但每天量體重是正確的減肥行為，長期監測體重能夠時時提醒人注意自身的體重狀況。除此之外還有一點其他行為介入對減肥很重要，包括定時吃飯、適當咀嚼、先吃菜後吃飯、早睡覺等。這些小細節是在筆者門診減肥時的常規要求，目的不全是為了減肥，更是為了讓患者在 3 個月或 6 個月後不太容易反彈。

第四，減肥運動要對，只有長期保持運動才能不反彈。

減肥需要運動，想要長期保持體重不反彈更需要規律的運動，還要保證一定的運動強度和時間，高水準的運動是減肥不反彈的重要條件（詳見運動一節）。

第五，雖然技巧很重要，但信念、毅力和堅持更重要。在心理學中，有一系列以「正念」為基礎的心理療法對減肥很有參考價值，當患者長期減肥，感覺辛苦、堅持不下去的時候可以試試。

如何預防減重反彈？

有些朋友的自身毅力特別強大，但其實筆者門診不是特別建議患者單純依靠主觀意志、毅力去減肥，因為減肥本身是要對抗自然規律的，對抗規律，單純依靠毅力，一天兩天行，一年兩年卻很困難。

第六，飲食遵從性很重要，但更重要的是選擇自己能做到的。

在減肥過程中，可以不斷調整飲食和運動習慣，根據自己的愛好和個人情況選擇自己最容易做到的方案。

健康飲食雖好，但能執行更重要，不能簡單地「一概而論」。

有一點患者在家不能做飯，只能在公司吃、外面吃或者點外送，這時候筆者一般都會教這些患者怎麼點外送，怎麼選擇最合適，選擇盡可能有效的策略，這樣才容易增加遵從性。

要想減肥不反彈，最好能把各式各樣的因素，如飲食、活動和環境等都變成自己的一種習慣，習慣化是最好的預防反彈策略。

體重管理是一種生活態度，無論是為了健康還是為了外型美觀，這本身對自己而言就是一種歷練。很多患者在減重成功後覺得自信心和心情狀態都會好，這是因為對抗自然規律並且取得成績之後自然而然的收穫。歷練成功後，人的狀態、形象、自信度完全是不一樣的。

第十三章　減肥後體重反彈怎麼辦？

> **問題1：體重反彈了快十公斤，可不可以自己按照以前的方式再來一輪高蛋白飲食法？**

答：不建議。最好還是能到門診看看，評估完之後再決定。一些比較「狠」的方案在第二次自己做的時候效果不一定好，還是建議進行專業評估，看看哪些小細節做得不是特別到位，理清需要強化的、需要著重執行的點。

> **問題2：腳扭傷了，有好幾週不能運動，擔心體重反彈，怎麼辦？**

答：這裡還是提醒患者，減肥時一定要做好自我保護，注意避免運動損傷。如果出現了腳扭傷，第一，恢復期飲食不用過度限制，別影響恢復；第二，行為介入建議可以堅持；第三，別放鬆心態，恢復後去門診回診即可。

> **問題3：體重反彈了，不好意思去找醫師怎麼辦？**

答：減肥後，除自己之外最希望您體重不反彈的就是制定方案的醫師了。所以不要羞於找醫師，必要時還是需要醫師幫患者釐清原因並找出應對方法的。

> **問題4：減肥期間遇到飯局怎麼辦？**

答：少舉筷子多傾聽，這樣不僅可以減少食物的攝取量，還可以建立好人緣。此外，如果真的吃多了，第二天適當活動，等價交換攝取的熱量即可。

第十四章
減肥後便祕怎麼辦？

便祕是減重過程中常見的不良反應之一，尤其在自行節食減肥的朋友身上特別常見。

所以筆者在這裡跟讀者稍微聊一聊便祕的問題。

便祕在日常生活中很常見，其具體表現在以下幾點。

首先，便祕體現在大便次數變少，一週小於 3 次；其次，便祕表現為大便乾硬；最後，便祕表現為排便困難，經常有人在廁所裡坐半個小時完全沒反應。以這 3 個最主要的特徵為基礎，在臨床上診斷時常用羅馬準則，如慢性便祕即是持續時間在 6 個月以上的便祕。

在這裡為讀者提供幾個有關減重中出現便祕的研究。

第一個研究發現透過生酮飲食和奧利司他減重都會便祕。

2010 年，科學家們設計了一個比較奧利司他減重和生酮飲食減重效果的隨機對照研究，該研究採納樣本 146 人，平均年齡 52 歲，平均 BMI 在 39.3，72％ 為男性。減重持續 48 週，對總的熱量攝取進行限制，平均正常的熱量需要量減少 500～

第十四章　減肥後便祕怎麼辦？

1,000 大卡。在此基礎上將樣本分成兩組，第一組是生酮組，碳水化合物攝取每天要小於 20 公克，第二組是奧利司他組，每天攝取 120mg 奧利司他，分 3 次口服。

生酮飲食實施起來其實還有難度的，在 48 週後，生酮組 21% 的人都因種種原因脫離了實驗，沒有持續到研究的結尾，最後只有 57 個人能夠去做分析。奧利司他組，則有 65 個人堅持到了最後的分析環節。

研究發現，兩組減重方法效果類似，並統計上無顯著差異。但是，這兩種方法帶來的不良反應很多，排第一的就是便祕。生酮組 69% 的人被發現有便祕，而奧利司他組 41% 的人被發現有便祕。

除便祕以外，生酮組的人還伴有頻尿、口臭、脹氣、胃腸不適和腹瀉等併發症發生，而奧利司他組胃腸不適和腹瀉的發生率甚至可能會更高。

這一研究顯示，透過生酮飲食和奧利司他減重都會出現便祕，且生酮飲食發生便祕的可能性會更高一點，因此這兩種方法都不是醫學營養減重時的常見推薦策略。

第二個研究發現代餐減重也會導致便祕。

這是 2018 年的一個研究，研究只吃代餐能不能有效地減重，其證據強度很高。科學家們選擇美國的 9 家醫學中心，納入了 273 人為樣本，其平均 BMI 約 38.8，被隨機分成兩組。

代餐組 135 人每天只吃代餐包,持續 12～16 週,然後飲食過渡到第 26 週,其後正常吃飯,每天再加一包代餐,直到 52 週為止。對照組 138 人,先進行熱量限制飲食法 26 週,熱量比正常所需減少 500～750 大卡,其後繼續 26 週的普通飲食。介入期間,兩組同時進行運動調節,包括每週 180 分鐘的中等強度運動。最後,比較兩組在 26 週和 52 週的體重和體成分的變化。

從結果上看,代餐組的減重效果比對照組要好一點。但是,代餐組便祕的情況也更為明顯,作為樣本的 135 個人中 29 人出現便祕,發生率是 18.7%,而熱量限制飲食法組只有 4 人便祕,發生率僅是 2.7%。

研究證實,代餐組減得多,便祕的發生率也更高。

第三個研究發現了打針(利拉魯肽等)減重也會導致便祕。

這個研究也是一個多中心的隨機對照研究,其證據強度很高。2015～2016 年,國外 8 個國家 71 家醫院聯合研究,共選擇 18 歲以上沒有糖尿病且平均 BMI 為 39.3 的族群為樣本,持續打針 52 週來減重,觀察一種新藥的減重效果。該研究將樣本分成 3 組,其中新藥組打一種新藥(尚無商品),普通對照組注射利拉魯肽,主要用於 2 型糖尿病合併肥胖的治療,空白對照組,注射滅菌注射用水。

結果顯示,打針減重的效果十分明顯,新藥最小的劑量也可

第十四章　減肥後便祕怎麼辦？

以達到減重 6% 的效果，最大劑量能夠讓患者體重減掉 13.8%，比已在臨床大規模應用的利拉魯肽的效果還要好。但與之伴隨的是不良反應的發生率也更高。在新藥不同的劑型下，患者便祕的發生率為 13%～28%，最大劑量時，有近三分之一的患者會便祕；普通對照組注射利拉魯肽，便祕發生率在 23% 左右；而空白對照組便祕發生率是 4% 左右。

以上三項研究都有一個共同的發現，那就是減重效果越好的方法，患者便祕的發生機率就越高。這也說明了越是有效的減肥方法，越強的針劑劑量，對身體排便的影響肯定也就越大。

不論是嚴格控制飲食減重、代餐減重、口服藥物減重還是注射用藥減重，都容易打亂患者已有的胃腸節律，使得便祕的發生率變高。

造成便祕的原因還有很多。

首先是飲水少。這是 60 歲以上的患者出現便祕最常見的原因，水喝得不夠一定會使大便乾燥的。所以，在減重過程中補充身體的水分特別重要，不好好喝水不但容易引發便祕，減重的效果也可能變差。只有當水分充足時，身體才能把更多的代謝廢物排出去，才能夠保持大便的通暢。

其次，減肥使生活習慣發生了改變。在減重的過程中，不論是正規減重還是節食減重，既往的生活習慣往往都會有一些變化，於是很多人就會出現便祕的情況。舉個簡單的例子，有

的人平時排便情況還不錯，但是去旅遊之後，哪怕只是幾天也可能會出現大便乾燥的情況。

再次，減重後，身體可能會有肌肉的消耗。這種肌肉的消耗，被消耗的不僅僅是骨骼肌，胃腸道裡的肌肉肯定也會發生變化，消耗過多就可能會影響腸胃的功能。尤其一些中年女性的體脂肪很高，肌肉被消耗後身上的肉就會變得鬆弛。在這種情況下，很可能會出現直腸突出的狀況，然後大便到了彎曲的部分無法直接被排出來，於是就會感覺排便困難。

另外，減重後，很多人蔬菜、水果和粗糧的攝取也可能變少。腸道中有大約 1×10^{14} 個細菌和人類和諧相處，它們喜好纖維，尤喜可溶性膳食纖維。哪些食物能提供更多的纖維呢？蔬菜，尤其是瓜類蔬菜、水果和粗糧。這些食物帶給人們美味享受的同時，更重要的作用是提供纖維給肚子裡的細菌。如果環境、飲食和生活方式的改變導致人體攝取的纖維量變少，那麼這些細菌就沒有可吸收的熱量了，接著就會使人們出現便祕、腹脹的症狀。

此外，久坐是很多人的生活常態。2012 年《刺胳針》雜誌發表研究認為避免久坐可減輕代謝疾病發生的風險。加拿大一項前瞻性的納入 17,013 人的研究，追蹤 12 年後發現，靜坐時間長者死亡率增加，久坐不動，胃腸蠕動會減慢，更容易大便乾燥。

便祕與精神緊張也可能有關係，工作壓力大、睡眠不好、

第十四章　減肥後便祕怎麼辦？

精神緊張都可能會造成大便乾燥。

還有一點人減重前就便祕，這有很多原因，如控制胃腸運動的中樞神經出了問題，腦外傷、腦中風等；又如中樞神經傳導出了問題，自主神經病變；再如腸道內部神經傳導出了問題，先天性巨結腸症；如腸道局部排便感受器缺失，原因可能是糖尿病、甲狀腺功能減退等；如肌肉有問題，括約肌無力或遲緩；如直腸受到外部壓力影響，直腸前突；如精神心理壓力；如藥物引起，像嗎啡等。從上到下林林總總不一而足，而且「真相」往往不止一個，這個時候可能就需要逐一理清，抽絲剝繭一樣去尋找原因，並進行有針對性的處理，這就需要患者到正規醫院的肝膽腸胃科就診以排除問題。

減重中如果出現便祕的情況，通常可以試試下面幾個方法。

第一，在減重期間放鬆心情，不要過度緊張。

第二，減重期間一定要養成定時排便的好習慣。

便意也是奢侈品？有些人可能覺得不可思議，但這絕非危言聳聽。因為頑固便祕族群基本上是沒有便意的，在這種情況下，早上起床後定時解大便是一種行為介入，開始不一定能解出來，但每天練習 5 分鐘，幾個月下來就可能建立起條件反射，培養排便的感覺。

另外，排便也要有儀式感，排便時周邊環境最好無干擾，時間不要過長，不建議如廁時閱讀。

姿勢上，蹲姿比坐姿更有利於排便，然而現在多採用抽水馬桶。為此，有專家總結了馬桶排便推薦姿勢：雙肘靠膝，身體前傾，挺直後背，可以腳踩矮凳。這些姿勢主要是為了在排便時充分發揮腹肌的作用。先是腹式呼吸，開始放鬆肛門，再是持續放鬆並以腹部肌肉施力，最後，收縮肛門結束。

第三，避免久坐，適當活動。

避免久坐和做適當的活動有助於排便通暢。患者可以去練習提肛動作，模仿大號時的動作，一組做 20～30 次，每天做個 3～5 組。

第四，保證水和膳食纖維的攝取。

從飲食上講，便祕患者應優先保證足夠的水分攝取，身體攝取水分不足後大便一定是會乾燥的。同時，喝水的時候也要注意，不要一次飲用過量的水，應少量多次。

注意蔬果粗糧的攝取，吃蔬果粗糧的主要目的不僅僅為了果腹，更是為了給予腸胃中的細菌足夠的養分。蔬果粗糧裡面含有的膳食纖維，可以維持這些細菌生態平衡。

膳食指南推薦的膳食纖維攝取量為每天 30 公克左右，實際上，日常生活中人們的蔬果粗糧攝取量往往少於推薦量。單純食物來源可能難以滿足腸道菌的需求，而細菌攝取不到足量的纖維，就容易產生便祕。

為此，可以適當補充一點可溶性膳食纖維補充品，這種方

第十四章　減肥後便祕怎麼辦？

法簡單直接，效果明顯。這些補充品有果膠、低聚糖等，患者可以都試一試，總有一種合適的。同時為了讓腸道菌群平衡，補充適當的益生菌也是有益的。

對於飽受便祕困擾的族群來說，可溶性膳食纖維是居家旅行的首選推薦，尤其是外出遊玩、生活節律打亂時。首次可以服用 10～15 公克觀察效果，不行可以再加一劑。

第五，瀉藥。這招多用於「江湖救急」，但不適合長期使用。

常用的瀉藥有：容積性瀉藥，如洋車前子；滲透性瀉藥，如聚乙二醇，乳果糖等；刺激性瀉藥，如番瀉葉等；促進腸道蠕動的藥物，如普芮卡必利等；還有一點傳統醫學的藥物。這些藥物的療效可能因人而異，應遵醫囑或藥師建議選用。

灌腸也是一種解決方案，常用方法有灌腸或甘油灌腸劑，適合直腸糞便阻塞等症狀，簡單易得，快速有效。

這些策略長期使用可能造成腸道平滑肌萎縮，使腸道蠕動性更差，並可能造成慢性損害，所以應遵醫囑酌情使用，不建議擅自使用。

慢性便祕的診療目前已經很成熟，無須偏方，到正規醫療院所就診即可。

問題 1：平時特別不喜歡喝水，吃了益生菌後，便祕也沒有改善，為什麼？

答：水是人體最重要的營養素，不喜歡喝水的人很難成功

減重，而且更容易便祕，所以在日常生活中應該多喝水。至於吃了益生菌便祕也沒有改善，那是因為人的腸道裡有 1,014 個細菌，這些細菌跟人類本和諧相處，有時候不是過於單一的，所以很多時候一種益生菌對一個人有很好的效果，而對另一個人的效果則不怎麼好，因為每個人的菌群並不是完全一樣的。這個時候筆者建議還是換一種試一試，或者服用一點水溶性膳食纖維可能效果更好一點。

問題 2：我是一名急診科醫師，想減肥但總是需要輪班，夜班排班比較亂，生活不規律，便祕嚴重，有沒有什麼辦法調整一下？

答：挺難的，為什麼挺難？醫務人員來筆者這裡減重，筆者一般都會問，1 週值幾個夜班？如果說 1 週值 3 個夜班，那麼就不需要減重了，因為作息節奏完全是亂的，減重很困難，即使減下去也很難維持。尤其急診科的醫事人員輪班夜班的頻率更高，作息節奏完全是亂的，減重更為困難。如果便祕嚴重的話，建議還是要多喝水，除此之外吃一點水溶性膳食纖維和益生菌。最後，利用乳果糖等藥物對症治療。

問題 3：那些值夜班、生活不規律的人減肥很難嗎？

答：很難，這是由工作性質決定的，在筆者自己的臨床經驗中，計程車司機、公車客運司機、警察以及醫事人員工作辛苦，壓力大，他們減肥是比較困難的。其中尤以三類職位的醫

第十四章　減肥後便祕怎麼辦？

事人員減肥難度最大,分別是急診科、ICU 和外科的護理師,他們夜班輪班多,如果有減肥的需求,還是要來門診一對一問診,尋找最適合的減肥策略,量身打造減肥計畫。

問題 4:便祕吃網路上賣的酵素可以嗎?

答:不可以,筆者本身就不建議服用酵素,而且網路上賣的酵素成分不明,千萬不要亂吃,不然容易有吃壞身體的風險。還是建議有便祕症狀的人前往正規醫療院所的營養科、消化內科等門診諮詢治療。

問題 5:減肥出現便祕後,需要一直補充膳食纖維補充品嗎,如果不吃就會繼續便祕嗎?

答:不是必須的,患者在補充膳食纖維補充品的過程中也要注意飲食上的調整,多食用蔬菜,如冬瓜、南瓜、絲瓜、茄子、花椰菜等富含膳食纖維的蔬菜都是很好的食療材料。當飲食不再需要嚴格控制的時候,飲食中各種纖維、脂肪、營養素的來源也會變多,同時便祕的情況也會得到相應的緩解。但是導致便祕的原因很多,如精神緊張、壓力大等,因此偶爾臨時補充一兩次纖維補充品和益生菌也都沒有問題。

第十五章
減肥後掉髮怎麼辦？

掉髮在節食減肥的過程中也是十分常見的現象。

其實，和便祕等不同，掉髮並不是在減重的科學研究中需要特別統計的嚴重併發症，造成掉髮的原因有很多。

第一，正常人都會掉髮。

正常情況下，人的頭髮會因自身新陳代謝而自然脫落，每天自然脫落的頭髮大約都會有50～150根，這個數字因人而異。

那麼，每天脫落上百根頭髮，時間久了人是否會變禿？

答案是不會，因為人的頭髮有毛髮週期，該週期又可被分為3個時期，即生長期、衰退期和休止期。正常情況下，90%的頭髮都處於生長期，雖然生長速度較慢，但卻是持續地、不間斷地，90%的毛孔都在逐步地生長，所以不會禿。經過生長期後，大約有1%左右的頭髮會進入衰退期，然後進入休止期。到了休止期，頭髮可能就要脫落了，而後經過2～3個月的時間，毛髮就會恢復並進入到下一個生長期，循環往復，無窮無盡。

第二，掉髮的原因並非只有減肥。

第十五章　減肥後掉髮怎麼辦？

掉髮的原因有很多。如雄激素增多會引起掉髮；甲狀腺功能異常可能會引起掉髮；如果患有多囊性卵巢症候群，那麼患者本身就容易掉髮。

例如，當壓力過大、經常熬夜，某一天發現自己頭上有 1 公分甚至 2～3 公分直徑範圍的頭髮全沒有了，這種情況叫做斑禿。還有一些人有拔毛癖，沒事就拔自己的頭髮，也容易掉髮。

筆者在門診工作中還能遇到很多因腫瘤做治療的病人，化療之後人也會出現掉髮的現象。

如果說減肥前頭髮狀態正常，減肥之後出現掉髮，那麼這種掉髮很有可能是因為減肥，所以，減肥的人說掉髮時，醫師一定要仔細詢問，搞清楚是減肥之前就有掉髮，還是減肥後出現掉髮。

減肥前掉髮

正常的掉髮一般來講有 4 種類型。第 1 種叫疤痕性掉髮，是永久性的，往往是基於疾病，或者外傷等；第 2 種叫非疤痕性掉髮，毛囊是好的，頭髮還會再生長。如常見的雄激素掉髮，頂部的頭髮可能會變得少一點；第 3 種叫瀰漫性掉髮，不論是頭頂部還是兩側額部都有掉髮，但因為毛囊沒有受到破壞，一般

都能夠自己長上來；最後1種叫做毛髮結構異常，是因為護理不當，如用了不合適的洗髮精，洗完頭髮後頭髮大量脫落等，這種掉髮在生活中還是滿常見到的。

減肥後掉髮

減肥後的掉髮多是瀰漫性的，從頭頂到額部兩側掉髮，變得稀疏，主要表現是急性和慢性的毛髮密度降低，但對症處理後應該很快就會長出來，一般來說患者不用擔心「變禿」。

減肥後發生掉髮常是由於以下幾個原因。

第一，體重快速下降。曾有文獻報導，一些人在減重手術之後掉髮量可達50%～72%。這是因為減重手術後他們的體重下降太快，身體會代償性地、保護性地關閉非重要的功能，如頭髮的生長。同時，不健康的減肥方式如過度節食減肥等也會導致頭髮脫落。

第二，熱量和蛋白質攝取嚴重不足。過度節食減肥會導致蛋白質攝取嚴重不足，從而引起掉髮。因此，減肥時期的飲食需要尋找專業的臨床營養醫師或營養師去設計和規劃，以此尋求營養平衡，預防因熱量和蛋白質攝取不足而導致的掉髮。

第三，微量營養素的缺乏。營養不良包括兩個部分：一個叫做營養不足，將導致身型消瘦；另外一個叫做營養過剩，也

第十五章　減肥後掉髮怎麼辦？

就是身型肥胖。肥胖可能是大量營養素的過剩引發，但正是因為熱量攝取過多，在代謝熱量的過程中，輔酶或微量營養素的消耗也會增加，再加上不健康飲食等因素，就會造成身體微量營養素攝取不足，所以在肥胖族群裡缺乏維生素 B_1 的人數占 15%～29%，缺乏維生素 B_{12} 的人數占 10%～13%，缺乏鐵的人數占 9%～16% 等。從這個角度來看，如果減肥後微量營養素補充不到位或沒有補充，一定會出現掉髮或者其他症狀。

在韓國，有一項關於微量營養素鐵的研究，以 420 人為樣本，將其分兩組：掉髮組 210 人；健康對照組（極少掉髮）210 人。結果發現，掉髮在女性中更為多見，經常掉髮的人身體內鐵蛋白含量是低的。

那麼當人體鐵蛋白濃度不足而導致掉髮時，應補充多少才合適？針對這個問題，曾有一個小型的研究給出了提示：把鐵蛋白補充到 70μg/L 以上可能會對頭髮更好。

所以，在醫學營養減重開始前，在常規的評估中，醫師都會替患者檢驗鐵蛋白濃度，如果鐵蛋白濃度低於標準，可以酌情補充，防止掉髮。

再講一個發表於 2018 年，希臘科學家進行的一項有關減重手術的研究。

有 50 例進行腹腔鏡袖狀胃切除術的患者參與了此次研究，研究手術後 6 個月有多少人會掉髮，並比較術前和手術 6 個月後哪些微量營養素會比較缺乏？研究結果發現，手術後 6 個月

56％的人會掉髮，其中，男性占10％，女性則占46％，女性掉髮可能更嚴重些。在掉髮的人中，術後體內維生素 B_{12}、鋅和葉酸指數都比較低。同時研究還發現，給予多種維生素和微量元素製劑介入後能緩解掉髮。

因此可得出結論，減重手術之後為了減少掉髮，建議患者補充微量營養素。

其實在減重手術的營養指南中對術前和術後補充微量營養素是有嚴格的、硬性的要求，如果在減重手術之後忘了補微量營養素，掉髮可能是最輕的症狀。

綜上，減肥後掉髮更多的是瀰漫性的掉髮，而導致掉髮的原因也多種多樣。體重掉得過快，蛋白攝取不夠，微量營養素缺乏等都可能會讓7％～35％本應該屬於生長期的毛囊提前進入休止期，進而出現瀰漫性掉髮。毛髮脫落通常肯定會小於50％，且是可逆的，是有自限性的，畢竟毛囊是活的，對症去因後，一般2～3個月頭髮就很快長回來了，而掉髮出現明顯的改善則通常見於6～12個月。

減肥遇到掉髮怎麼辦？

第一，採用正規營養減重，盡量貼合減重方案。正規醫學營養減重，嚴重掉髮的發生率不高，因為減肥前會做評估，如

第十五章　減肥後掉髮怎麼辦？

果甲狀腺功異常或多囊性卵巢，醫師會針對這些問題做處理；減肥中需要注意補充營養素，醫師會對患者現在的生活方式提出建議，預防掉髮。

營養減重的方案都是醫師或營養師給患者量身打造的，很多人在減重初期體重明顯下降，但是幾個月後體重減得慢了，這是自然規律。但有部分患者會因此感到焦急，開始自行調整方案，少吃或不吃。但是自行調整方案往往伴隨著新問題的出現，如掉髮、便祕等一系列的問題全出來了，所以減重應盡量配合方案，以此利於穩中有降，降的是身體上真真切切的脂肪。如果單純依靠飢餓來減重則掉的就會是肌肉，是虛假的體重，並且非常容易反彈。

同時，在營養減重的過程中患者應注意配合醫師的定期回診。透過定期回診，醫師可以監控患者的減重過程，並及時判斷減重過程中出現的問題，給予患者相應的調整策略。

第二，要注意優質蛋白的補充。如果減重過程中身體的蛋白質攝取不達標，就會出現更嚴重的掉髮症狀，所以肉蛋奶該吃的要按需求吃，不要打折扣，盡量達標。

第三，微量營養素的補充。營養減重通常需要補充各種微量營養素，而較為嚴格的方案也會要求患者在補充常規營養素的同時，酌情額外補充鐵、鋅等。

第四，放鬆心情，保障充足睡眠。睡眠是營養減重中的基本要求，良好的心情和生活方式能夠有效減少掉髮量。

第五，去正規皮膚科就診。如果掉髮嚴重千萬別自己亂買藥，不要相信偏方，要找皮膚科專業的醫師，尤其是有懷孕計畫的女性，不要亂吃藥。

問題1：有多囊性卵巢症侯群且肥胖的人，要先去婦科檢查多囊還是先去營養科減重？

答：都可以的。有時候去婦科、內分泌科找醫師看多囊性卵巢症侯群的時候也會被建議先到營養科減重，所以兩個科都可以。實際生活中，很多人不斷嘗試懷孕，反覆試過各種方法甚至快要喪失信心，抱著試試看的心情來營養科減重，結果稍微控制體重，把體脂率降低後，竟然自己能成功懷孕。所以，大家可以來看營養科。

問題2：減重達標之後，微量元素還需要補充嗎？

答：如果體重正常，飲食恢復為均衡飲食，各種營養元素的攝取不受限制飲食的影響，那麼可以不用補充。如果熱量仍需適當控制，則可以補充基本的營養素。如果60歲以上或有相關不適症狀，則需遵醫囑補充。

問題3：進入輕斷食第3週以後，就覺得洗頭的時候掉很多頭髮，有沒有什麼特別需要調整的？

答：不用特別緊張，把飲食方案中的優質蛋白攝取來源進行羅列，總結攝取量是否達標。不達標的話可以增量攝取蛋白

第十五章　減肥後掉髮怎麼辦？

或者脫脂牛奶。檢查維生素和微量元素的攝取是否充足，有缺乏的話斷食日可以多加一點，同時注意定期到門診回診。

問題 4：有的人在自己頭髮脫落比較多以後，會買各式各樣護髮養髮的產品、植髮或者去美容機構進行護理。這些方法推薦嗎？

答：不推薦，因為營養減重掉頭髮是正常現象，減重完成後恢復正常飲食，掉髮症狀會逐漸好轉。植髮價格昂貴，可以選擇去醫院皮膚科問診。洗髮護髮的事自己酌情選擇，挑選一點好的洗護產品是沒問題的。

第十六章
減肥一定要靠代餐嗎？

什麼是代餐？

吃代餐可以瘦嗎？

代餐到底能不能吃，應該怎麼吃？

其實對於代餐減肥這件事，多數人都十分糾結與懷疑。一方面，很多人經常聽朋友說吃代餐能減肥；另一方面，很多人又感覺代餐減肥不太可靠。可靠的減肥策略不能老是朋友說或網路上買。

控制體重的策略很多，但減肥的朋友都想走捷徑，因為現在生活節奏特別快，多數人並沒有大量的時間能花費在減肥上，所以最好是一吃就瘦。這種心態為代餐減肥創造了龐大的市場，似乎花錢買代餐減肥，瘦得快，瘦得好。然而事實真是如此嗎？

其實不然，人類生活的基本組成是衣食住行，吃飯非常的重要，從特定的角度上來說，吃飯有兩個意義。第一，吃飯是一種享受，能帶來一種精神上的愉悅；第二，吃飯的根本目的

第十六章　減肥一定要靠代餐嗎？

是攝取營養，維持人體正常的生長發育和代謝活動。日常生活中，多數人其實更在意美食享受多一點，卻容易忽略營養補充。

但是在一些特殊情況下，如有的病人因為腸子發炎、腫瘤或者高齡等因素不能吃太多、太油膩的食物，這時候，吃飯的享受意義就要大打折扣。而營養補充的意義則更重要，因為即便準備了很多美味的食物，在疾病狀態下也不一定能吃得進去，如腹部大手術後三兩天，排骨、燒烤等不易消化的食物患者可能是吃不進去的。基於優先營養補充的目的，1950年代，美國國家太空總署（National Aeronautics and Space Administration，NASA）為太空人開發了一種元素飲食，就是將食物裡的營養物質，如氨基酸、脂肪、維生素、礦物質給提取出來，像藥粉一樣，沖泡即食。這種元素飲食忽略了吃的享受意義，只考慮補充營養的意義。比之普通食物，元素飲食用更少的消化空間獲得更多的熱量。如同樣是500大卡的食物，肉、菜和主食加起來可能是1碗的分量，而元素飲食可能只要1小杯。所以，元素飲食的優點在於簡單、方便、提供營養，不足之處在於味道單一，不好吃，臨床上將其叫做腸內營養或特殊醫學用途的配方食品，主要用於營養不良、食物攝取量較少的病人，透過這個辦法來快速補充營養。

在使用元素飲食的過程中，科學家們還發現這些製劑除了給營養不足的患者補充營養外，其單一、便捷的特點也可以另作他用，比如說治療肥胖。

減肥遇到掉髮怎麼辦？

　　從營養學方面來說，肥胖其實也屬於營養不良的一種。廣義上營養不良的定義包括兩部分：一部分叫營養不足；另一部分叫營養過剩，所以營養過剩也屬於營養不良的範疇，比如肥胖便是如此。肥胖很多時候不僅僅是攝取熱量、蛋白質、碳水化合物太多，可能也會存在營養不足、失衡的因素，這種不足主要表現為微量元素的缺乏。因此，在營養治療的實踐過程中，科學家們發出疑問，既然減重需要控制飲食，那是否可以將吃飯的享受意義減半，如放棄對食物美味的要求，只利用營養粉來代替一日三餐，從而實現限制熱量攝取和減重的目的？慢慢的，各種工業化、商品化的營養餐包開始出現，並被廣泛地用於減重實踐中，這就是代餐的由來。

　　以辯證的角度分析代餐的應用，其既有好處，也有不足之處，實際對患者的好壞需要評估和權衡。例如，購買代餐相比購買普通食物需要花更多的錢，但是大量資金的投入也恰恰在一定程度上對消費者進行了約束，多數消費者為了讓這筆資金充分利用，也會將代餐應用在減肥過程中，在一定程度上增加減重的遵從性。再如，代餐與普通食物相比口味是十分單一的，食用代餐是無法體會到普通食物美味的，但從另一角度來說，選擇代餐在一定程度上解決了部分人的選擇困難症，與其不知道每天選擇吃什麼，倒不如沒得選只吃代餐。

　　但是代餐並不是適合所有人吃的，選擇不合適的代餐不僅無法補充足夠的營養，還可能出現未知的食用風險，很多人都

第十六章　減肥一定要靠代餐嗎？

在網路上看到過那些慘痛的教訓,而醫師在門診見到的更多,有各式各樣因食用代餐而引起併發症的案例。

因此,應從專業的角度來分析究竟哪些人可以吃代餐,應該怎麼吃代餐,以及代餐的食用注意事項。

第一項研究探討的是份量控制飲食。從學術的角度來看,代餐也有其專業的分類與規範。

分量控制飲食是很早就被提出的一個觀點,其指將食物的享受意義打個折扣,提高食物的營養補充意義,用單獨包裝的營養素作為主要的營養來源,如含有營養素的配方飲料、營養棒等,每份 250～350 大卡,每天 1,000～1,500 大卡,根據具體情況選擇。在實際的分配中,每份單獨包裝的營養素可以替代一次早餐、午餐等。需要強調的是,分量控制飲食不適合長期的全天替代,容易導致營養素不足。這也是有些人吃代餐出現併發症的常見原因。

2000 年曾出現過一項有關代餐的隨機對照研究,共 100 人參與,研究者們將參與樣本隨機分成兩組,分別是代餐組,每天的 1～2 餐用代餐替代,對照組則採用熱量限制飲食法。兩組人員的每日攝取熱量都被控制在 1,200～1,500 大卡,實施 12 週,12 週後比較體重和血脂變化,結果顯示代餐組降血脂的效果更好。

這個研究用代餐介入了 12 週,這一點很重要;雖然後續正常吃飯一直觀察追蹤到 4 年以後,但真正食用代餐的時間也只

有 12 週。

雖然試驗脫落率達到 25%，但其仍可以證明，在 12 週左右，每天代 1 餐或代 2 餐可能相對是安全的，哪怕試驗並沒有持續代餐更長的時間。

第二個研究是一個全代餐研究，即特定時間內只用代餐作為被試者每天的唯一熱量來源。

本次研究的證據等級很高，是在 10 家醫院進行隨機對照研究，共納入 278 名肥胖個體，隨機將其分為兩組：代餐組共 138 人，在 8 週內只吃 810 大卡的代餐包，除了喝水不攝取其他食物，然後進行 4 週的熱量限制飲食法；對照組共 140 人，接受一些衛教，正常吃飯。兩組介入 12 週後，實施均衡飲食持續 1 年，此時，比較兩組減重效果的差異。

結果發現，代餐組平均減重 10.7 公斤，而對照組平均減重 3.1 公斤，代餐組的減重效果可能會更好。

結果固然可喜，但連續 8 週只吃的代餐的人員所出現的不良反應也不應忽略。代餐組中，15% 的人出現便祕，其他的併發症包括口乾、噁心、頭痛和神經衰弱等，這就是全代餐可能面臨的問題。在正規研究過程中每個月都有追蹤，有專業的醫師或者營養師進行評估、介入、校正和調整，正規研究尚且如此，而自行網購代餐，缺乏專業人士對患者可能的併發症進行監控和應對，將可能會有更多的危險發生。

第十六章　減肥一定要靠代餐嗎？

　　第三個研究是美國的一個全代餐研究。

　　此次研究在 9 家醫院選擇個體共 273 人，這些研究個體平均 BMI 為 38.8，被隨機分為代餐組和對照組。代餐組 135 人，每天只吃代餐包，持續 12～16 週，然後飲食過渡到第 26 週，其後正常吃飯，每天再加一包代餐，直到第 52 週；對照組 138 人，進行熱量限制飲食法 26 週，熱量比正常代謝所需減少 500～750 大卡，其後繼續 26 週的普通飲食。實施期間，兩組同時進行運動調整，包括每週 150～180 分鐘的中等強度活動。最後比較兩組在第 26 週和第 52 週的體重變化。

　　研究中，代餐的量也根據受試者的 BMI 來控制，對於 BMI 小於 45 的人，每天限制攝取 800 大卡；BMI = 45～50 的人，每天限制攝取 960 大卡；BMI 大於 50 以上的人，每天限制攝取 1,100～1,200 大卡；全代餐的時間基本上維持在 12 週左右。

　　結果發現，一方面，不論是 26 週或 52 週，代餐組減重效果較對照組來講都更明顯。另一方面，代餐組的併發症發生率也顯著高於對照組，如便祕，乏力和頭痛等，需要醫師進行額外關注。

　　這個研究中的排除標準也非常詳細，換言之，哪些人可能不適合吃全代餐？如有器官功能衰竭、肝腎功能的異常、轉氨酶指標比正常上限高出 2 倍、肌酐酸異常的人；1 型糖尿病或者是 2 型糖尿病的糖化血色素在 10% 以上的人；有精神問題、

吃抗憂鬱藥、有進食障礙、憂鬱、酒精或者藥物依賴的人。所以，真的不是所有的人都適合吃代餐的，很多人接觸代餐是透過朋友、同事討論，但如果身體本身有以上的問題，那麼筆者不建議吃代餐，因為很可能吃出更嚴重的問題。即便是沒有這些基礎病，普通人吃代餐也需要有一定的講究。在這些大的研究裡，基本上是每 2～4 週左右都會有專業的醫師和營養師為受試者做監測和調整。

第四個和第五個研究都是「重量級」的減重緩解糖尿病研究。

第四個是著名的 DiRECT 研究，發表在《刺胳針》雜誌。

在英國 49 家社區醫院，科學家選擇了糖尿病 6 年以內的肥胖病人進行減重研究。在介入後的 3～5 個月內，這些肥胖病人每天只吃 850 大卡左右的代餐包，結果發現減重的效果非常好，糖尿病的緩解率也非常棒。第 1 年後，有 46% 的糖尿病患者病情得到緩解，不再需要服用糖尿病藥物；第 2 年後，有 36% 的糖尿病患者病情得到緩解。

第五個研究是 DIADEM-I 研究，其選擇糖尿病 3 年以內的肥胖病人進行減重研究。每天只給這些肥胖病人 800～820 大卡的代餐，吃 3 個月，觀察減重的效果。結果發現約 60% 的糖尿病患者病情得到緩解，約 30% 的糖尿病患者血糖完全正常了。

這幾個有關代餐的研究有以下共同點，下面筆者總結一下。

第一，使用代餐減重有效果。因為代餐減重也限制了總熱

第十六章　減肥一定要靠代餐嗎？

量攝取，而且不用做太多食物的選擇，增加了患者的遵從性。

第二，使用代餐減重是有併發症的，包括便祕、掉髮、疲勞、頭痛和神經衰弱等。這些併發症可能需要專業醫師或營養師來應對。

第三，不是所有人都適合選擇代餐減重，如腎功能異常的人千萬不可以使用代餐減肥，因為代餐有可能加重腎臟負擔，肌酐酸一旦升高，就很難再降下來，有的時候它對身體帶來的損害是不可逆的。

第四，研究中使用的代餐來源有保障，已使用了很多年。

第五，使用代餐減重有一個時間限制，基本上在 12 週左右，不要太長時間。

第六，一定是要有專業醫師或營養師指導，在這些研究過程中，每個月都有專業醫師或者營養師做追蹤。

代餐減重是有效的，但並非適合所有人的。那麼，如何選擇代餐，如何更安全、更有效地選擇代餐？基於以上臨床研究，在營養科門診一般會有如下的要求。

第一，代餐減重需要專業醫師或營養師的風險評估、指導和回診。

在筆者門診減重評估的過程中，有人第一次發現自己心臟有問題，有小朋友第一次發現自己血壓高，有人第一次發現自己腎功能有問題……因為肥胖後可能會出現各式各樣的併發

症,很多時候大家不在意或不知道,經過醫師評估才會得知這些併發症的存在。如果盲目地吃代餐,很可能為身體帶來嚴重的傷害,為此,一定要先去評估風險。

同時,代餐應該怎麼吃、攝取多少熱量和蛋白質、需不需要額外的營養素補充,這些問題都要專業的營養師或營養醫師來指導。

開始實施後也要回診,就像做研究一樣,每次回診後醫師會給患者做調整和修正,有問題及時處理,這樣才能盡量減少反彈。

第二,選擇有認證的廠商生產的、有多年口碑的代餐產品。

第三,吃代餐減重的持續時間以12週左右為佳,不宜過長。

問題:有的人天天熬夜不好好吃飯,但是特別喜歡買各種膳食補充劑,甚至部分人恨不得從早到晚吃十幾種,這合適嗎?

答:不合適。第一,膳食補充劑價格昂貴不說,更主要的是沒有必要,最好還是透過食物來補充營養。第二,膳食補充劑可以評估之後決定是否服用,有的時候補得太多了反而不合適。尤其網路上販賣的各種國外品牌的膳食補充劑,因各國的標準攝取量不同,長期參考國外標準服用補充劑是不合適的,甚至可能會有對身體造成危險的可能性。第三,如果不清楚自己是否適合服用膳食補充劑,可以向醫師尋求專業的諮詢。

第十六章　減肥一定要靠代餐嗎？

第十七章
減肥遇上假期怎麼辦？

　　假期對於減肥的朋友來說似乎不太友好，美好的節日往往伴隨著應接不暇的飯局，尤其對於已經減肥幾個月的朋友們來說，「每逢佳節胖三斤」已經是讓人十分頭痛的一句戲言了。

　　但這是生活中的常態，減肥不可能、也沒必要完全少吃或不吃，在假期，筆者也有幾個小技巧、小策略來幫助減肥的朋友應對這一常態。

　　第一，「文武之道，一張一弛」，沒必要將自己架在減肥的刀上，過節的時候也不需要嚴格的少吃或不吃。朋友們偶爾聚個餐是正常且必要的社交活動，減肥的朋友也可以趁此機會給自己放個假。

　　第二，也不能過於放鬆，長期減肥的朋友們已經習慣了「別太飽」的飲食，大吃大喝、暴飲暴食後容易引起胃腸道不適。而酌情地、可控制地放鬆才更有意猶未盡之美。

　　第三，吃了也就吃了，千萬不要感到內疚，更無須給自己徒增煩惱。吃完後等價交換，第二天試試輕斷食或增加一下活動量就好。

第十七章　減肥遇上假期怎麼辦？

外出就餐如何選餐廳？

餐廳裡各色美食是「亂花漸欲迷人眼」，中餐、西餐、泰式料理、越南料理等，也有多種多樣的做法，如蒸煮、煎炸、燒烤等，這都是減肥路上的「程咬金」。那麼有沒有相關調查能確認各種飲食中哪種熱量最低呢？

其實在《英國醫學雜誌》中還真有相關的橫切面調查。

這一調查的範圍涵蓋了6個國家，分別是中國、巴西、芬蘭、迦納、印度和美國，在這6個國家一共選擇了110家餐廳，既有全服務餐廳也有速食餐廳，研究了223種常見的菜品，還特意在芬蘭的5個地方，選擇10份工作餐，量測不同菜品中所含的熱量有多少。

結果調查顯示，與美國人的漢堡、印度的咖哩飯等餐品相比，中餐的平均熱量含量還是比較低的，工作餐的熱量也低於外出就餐的菜品熱量。

如果減肥的朋友想找菜品熱量較低的餐廳，那麼中餐廳是不錯的選擇。

不建議喝高熱量的飲料，那麼是否建議飲用果汁？

飲料好喝，但是熱量高，因此筆者不建議減肥的朋友喝，那麼果汁能不能喝呢？

來看一個法國科學家做的前瞻性研究，這項研究從 2009 年起到 2017 年為止，共調查了大約 10 萬人，追蹤 5 年多，最後得出以下結論。

含糖的飲料，如可樂等，經常喝都可能增加腫瘤的總體風險。另外，即使是看起來很健康的鮮榨果汁，經常喝也會增加這一風險。

那無糖的飲料是不是就沒有問題呢？

也不盡然，部分無糖飲料中以甜味劑來替代高熱量的糖進行調味，但是這些甜味劑長時間飲用能夠影響到人體的腸道菌叢，帶來不好的影響，所以無糖飲料也不建議經常喝或者喝太多。

喝飲料前可以先看一下其成分表，按照營養學會的標準，精製糖的攝取每天最好不要超過 50g，切記，如果常喝飲料果汁，那麼減肥的效果將大打折扣。

建議多喝普通的白開水，每天 2,000ml 左右即可！

第十七章　減肥遇上假期怎麼辦？

飲食放鬆是淺嘗輒止，還是吃到爽？

減肥時人想透過享用飲食放鬆一下是正常的，人不是機器，減肥也不能全靠毅力堅持，時間長了誰都受不了。適當放鬆，一點點地淺嘗輒止就會讓當日的情緒閾值高一點。既然適當放鬆可以讓人感到開心，那麼是否有吃到爽的必要？

筆者不建議這樣做！有很多朋友們平時控制飲食很辛苦，吃到爽的同時內疚感也會隨之而來，甚至有的人為了平息內疚感去催吐、藥物排油，其結果往往是得不償失的。

在門診，醫師也經常建議患者特別想吃的時候不用過於壓抑，因為這是人的本性。但是能做到的是淺嘗輒止，適當地給自己放鬆，如有的患者喜歡吃零食，此時切記不要吃太多，可以選擇吃最小包裝單位，或者 1 袋的四分之一，剩下的跟同事、朋友們分享一下。減肥的患者在放鬆時盡量不要讓自己吃到爽，有過相關經歷的患者都知道，在吃的時候可能會讓人感到舒服和放鬆，但是吃完後伴隨而來的內疚和空虛，會讓人很不舒服，一定要注意。

來看一個美國的研究。此次研究有 5 家醫院參與，研究對象為 13～19 歲的少年，共 234 人，他們接受了減重手術減肥，並在接受手術前、手術後半年、1 年、2 年和 3 年時調查他們的飲食失控情況。

經研究發現，動不動吃到爽、飲食失控者占總數的比例高達 27.8%，手術後會好一點，但也有 15% 左右。作為減肥最狠的招數，減重手術術後經常吃到爽，飲食失控的患者比率與減重手術後的體重反彈明顯相關。

因此，減肥期間可以適當地放鬆，但是不要吃到爽，過猶不及，反而有害。

適當運動後更易選擇健康飲食

偶爾吃多是很常見的現象，不必內疚，因為這是可以透過等價交換的方式運動減回來的，等價交換補償是很不錯的應對策略。而且有研究發現，運動後人更容易選擇健康飲食。有一個前瞻性的研究，其從 2003～2015 年觀察了 15 週的運動對大學生飲食模式的影響。參與研究的有 2,680 名大學生，他們被要求每週 3 天有氧運動，心跳率要達到最大心跳率的 65%～85%，持續 15 週。主要的觀察指標就是大學生們對食物的選擇，這項研究用飲食模式的分數來表示選擇結果，看看運動後學生們對食物的選擇會不會有一點不同。15 週後有 1,859 人完成了評估，研究者們發現經常活動的人更容易選擇健康的飲食模式。

研究發現，經常運動可以使選擇牛奶和穀物的人多一點；選擇酒水等的人相對少一點。而且這種選擇的傾向性與運動的

第十七章 減肥遇上假期怎麼辦？

時間和強度是有關係的,運動越多,強度越大,可能就更偏向於選擇健康飲食。

這一研究結果十分貼近人們的日常生活,努力運動的人更喜歡偏健康的飲食。

假期偶爾多吃了就稍微多動一動,既健康,又有利於下一步選擇健康飲食。

假期行為介入是否重要?

不管吃什麼、怎麼吃,稱體重在假期的體重介入過程中都很有用。

《英國醫學雜誌》曾發表過一個隨機對照研究,該研究在2016～2017年選擇了272個人作為試驗樣本,讓他們採用不同的方法來度過聖誕節假期。

研究採用了隨機分組的方式將樣本分為兩組。其中,實驗組需要受到行為介入,包括測量體重、繪製曲線,同時按照體力活動的熱量消耗表針對性地鍛鍊,對照組只是給予健康生活的宣傳資料。

在聖誕節假期前後,試驗共進行了4～8週,以研究樣本在聖誕節期間受到的行為介入對體重的影響。

結果發現，特別簡單的行為介入，包括體重測量、活動熱量消耗量表等，就使得實驗組體重比對照組掉得更多。

單純的行為介入，哪怕對飲食不作嚴格要求也會有效果，其非常適合被用於假期減肥。

筆者門診的行為介入要求

第一次來筆者門診的患者們都會收到幾個行為介入的「作業」。不用嚴格控制飲食，只要能執行，1週之後他們第2次來門診時表現好的就可以減1.5公斤，表現特別好的能減得更多。行為介入的效果通常與減重的時間相關，時間越長，效果越突出。

這種行為介入包括了哪些行為呢？

第一，少吃湯醬和外送。

第二，三餐定時有加餐。

第三，先吃菜來後吃飯。

第四，每口咀嚼三十下。

第五，每天體重測一次。

第六，睡覺時間十一點。

第十七章　減肥遇上假期怎麼辦？

聚餐小技巧

特殊節日肯定會有飯局，不參加不太好。那麼，參加飯局也有幾個小技巧防止吃得太多。

第一，做一個善於傾聽的人，少舉筷子多傾聽。這樣做能夠一舉多得，既少吃了，又多傾聽，同桌的人也會覺得這個朋友特別好，特別「可靠」。

第二，選擇油少的菜，少湯，少酒。

第三，等價交換，第二天再練回來。

問題1：一到冬天胖10公斤，然後到春天又減回去了，每年都這樣，好不好？

答：不好，請盡量控制體重的波動。相對容易減重的時節一般在5月分以後到10月分，天氣變冷之前這段時間，而現在營養科門診的醫學營養減重則一年四季都能減。每年12月以後，很多朋友們也能夠得到明顯的減重效果，原因是他們使用了正確得當的方法。

問題2：大吃一頓，將其當成欺騙餐好不好？

答：筆者並不建議正規執行營養減重方案的朋友們去這樣做。減肥最重要的是節奏，暴飲暴食後再去找的所謂的絕招，不僅掉不了幾斤肥肉，而且會打亂正常的減肥節奏，破壞穩中

有序體重的下降趨勢。

減肥患者可以在偶爾吃多了之後斷食 1～2 天，同時適當加強運動量作等價交換。

問題 3：有應酬的時候能不能喝一點酒？

答：參加飯局陪人吃飯，喝酒是難以避免的，喝一次酒後胖 1.5～2kg 都很正常。這個時候不要慌張，後續只要繼續實施減肥方案即可。

應酬時說不行可能也得喝怎麼辦？多傾聽少舉筷子，多傾聽真的是會增加人緣的。然後，透過運動等價交換消耗即可，大家有機會的時候可以試一試。

第十七章　減肥遇上假期怎麼辦？

第十八章
花錢減肥真的有用嗎？

前兩年，有一個患者在筆者門診減肥，他的媽媽為了鼓勵他減肥，說減 1 公斤獎勵 2 萬元，然後第 1 個月就給了他 17 萬元。

花錢減肥到底有沒有用呢？來看一項研究。

組隊花錢減肥

這裡的組隊不是加入減肥訓練營，而是參加由科學家們組成的設計團隊所研究的科學試驗。

2013 年，有一個隨機對照研究花錢僱傭了 105 個肥胖患者，測定其 BMI 在 30～40 之間，將其按照獎勵策略分為 3 組。

對照組：沒有任何介入，沒有現金獎勵，只是每個月測一次體重。

個人獎勵組：嘗試減重，每個月測量體重，如果完成既定的減重目標就獎勵 100 美元，未完成則不予獎勵。

第十八章　花錢減肥真的有用嗎？

　　團隊獎勵組：35 人被分成 7 隊，每隊 5 人，嘗試減重並每個月測量體重，如果完成既定的減重目標，則每隊中減重達標者平分 500 美元，未達標者不予獎勵。

　　該研究執行 24 週，持續追蹤 12 週到 36 週，不過後續追蹤時不進行現金獎勵。

　　結果發現執行到 24 週時，減重獎勵組的減肥效果好於對照組，而團隊獎勵組的減重效果也優於個人組。不獎勵的最後 12 週，減重獎勵組也沒有反彈，但個人組和團隊獎勵組的減重效果沒有差別。

　　由此看來：第一，重賞之下必有勇夫；第二，團結一致，共同努力也能獲得成功。

　　在團隊力量的影響下，參與者之間能夠互相督促、互相鼓勵，這種督促與鼓勵往往能夠發揮更正向的作用。

獎勵減肥與懲罰減肥哪個效果好？

　　這是 2016 年一個隨機對照研究，也是花錢僱傭 281 人，這些人平均 BMI 測定在 27 以上，研究者要求參與者每天走 7,000 步，並根據獎勵策略不同將其分為 4 組。

　　對照組：沒有任何介入，也不進行現金獎勵。

　　獎勵固定值組：每天運動達標後獎勵 1.4 美元。

獎勵隨機值組：每天運動達標後，隨機獎勵 1.4 美元左右。

罰錢組：每天運動不達標者罰扣 1.4 美元。

該研究共執行 13 週，結束後再追蹤 13 週，追蹤期間無獎勵。

從隨後的研究結果來看，介入期內罰錢組的達標率是最好的，而沒有獎勵的追蹤期，各組減重沒有差別。

由此看來，罰錢的效果較獎勵來說會更好。

交通工具對減肥影響大嗎？

也有關於交通工具與減肥的關係的研究，其意在調查買車後體力活動及體重與之前相比發生的變化，這一研究已被發表在《英國醫學雜誌》上。

該研究選擇了 2011～2015 年，挑選 6 個月內計劃買車的 180 人作為研究組，以不買車的人作為對照組，調查這兩組人活動量和體重的變化。

結果表示，相比對照組，研究組的人坐公共交通工具的次數明顯減少，活動的時間也明顯縮短。同時，研究組人員的體重也都有上升的趨勢，這其中年輕族群的體重變化較小，而 50 歲以上的人買車 5 年後體重平均增加了 10 公斤。

由此看來，通勤方式的選擇對人的體力活動及體重都會產生較大的影響，有車的人更需注意活動量及體重的變化。

第十八章　花錢減肥真的有用嗎？

花錢買藥

在此強調，千萬不要自行網購所謂的「減肥神藥」！雖然藥物減重是正規的減重策略，但有幾個事項需要格外注意。

第一，藥物都是有適應症的。藥物減重只適用於 BMI 大於 30 或者 BMI 大於 27 並且合併代謝疾病的人，而且需要在醫師指導下服用。

第二，服用減肥藥後，患者應先關注自身是否出現併發症，而不是一味地關注減肥效果。在國外有關減肥藥的臨床研究中，有很多人會選擇中途退出，就是因為減肥藥會為身體帶來各種併發症。

第三，減肥藥不會長期有效，且停藥後必然反彈。所以，即便遵醫囑服藥，如果 3 個月都減不掉原始體重的 5%，那麼筆者建議還是停藥的好，透過藥物減肥一定是要先仔細評估風險和收益。

第四，以上說的皆是合法的處方減肥藥，得醫師開醫囑。正規開藥尚且如此，更別說自購的非正規減肥藥。多數坊間減肥藥為達到快速減重的效果，很可能會在藥中新增對身體健康存在威脅的成分，所以任意服用減肥藥特別容易出問題，輕則噁心嘔吐拉肚子，重則傷肝損腎，再嚴重則會危及生命。

第五，醫學營養減重不比藥物減肥效果差，筆者的一位患者曾在 6 個月內將體重從 144 公斤減到 98 公斤。類似的例子太多了，所以想要減重應該優先在營養科門診問診。

服用減肥藥物一定要遵醫囑，常見的減肥藥物有以下幾種。

二甲雙胍（Metformin），著名的糖尿病預防研究（Diabetes Prevention Program，DPP）研究發現二甲雙胍有減重的效果（詳見二甲雙胍一章）。但二甲雙胍不是肥胖或多囊性卵巢症候群的第一用藥選擇，為此用藥前一定要向專業醫師進行諮詢。

利拉魯肽（liraglutide），近年來治療糖尿病和肥胖症的新型藥物，療效異常顯著，因此各大研究機構紛紛在頂級學術期刊上發表相關文獻。利拉魯肽以皮下注射為主要給藥方式，1 天 1 針。打針減肥的效果好，但也可能會有不良反應，主要是噁心、嘔吐、消化系統不適等。

奧利司他（Orlistat），常見的減肥藥，以排油為主。

其他的藥物或保健品一類如白芸豆等尚缺乏高品質的研究證據證明其可以用於藥物減重，不建議患者盲目嘗試。

藥物減重一定要評估風險與獲益，而且要注意使用時間。如果不結合飲食生活方式控制、沒有形成良好的生活習慣，則很容易在停藥後出現報復性反彈。

再次重申，服用減肥藥一定要遵醫囑。

第十八章　花錢減肥真的有用嗎？

抽脂減肥

抽脂減肥有效嗎？

短期效果肯定有，抽脂後脂肪體積變小，顯然有效。但是，曾有研究發現抽脂後人體外型雖有明顯改變，但人體的胰島素抗阻及相關激素狀況並未有任何改善，也就是說抽脂減肥僅僅是抽走部分脂肪，並不能夠從根源上解決肥胖問題，且在術後身體內多餘的脂肪又會慢慢地填滿手術部位。

所以筆者不建議患者去做抽脂手術，治標不治本不說，抽脂肪多了對應部位的皮膚會變鬆，視覺效果更不美觀。再者，抽脂手術動輒花費數十萬，還有傷口感染、脂肪栓塞等風險，即便有非做不可的必要，也一定要去正規有認證的醫院，避開無認證的美容院，「抽脂意外死亡」的例子要引以為戒。

手術減肥

減重手術或代謝手術是肥胖斷捨離的金標準，是減肥最快的策略。

現今手術技術不斷進步，新的減重手術已經很安全了，該手術在腹腔鏡下操作，在肚子表面上打 3 ～ 4 個小孔，透過專用的手術器械完成。減重手術時間短、傷口小、恢復也快，住院

時間一般在 1 週左右，快的話只需 3～5 天。體重在手術後很快就能下降。

減重手術除了眾多優點以外，也有幾個要點需要人們有所了解。

第一，手術 5 年或 10 年後，隨著胃部逐步擴張變大，患者也會有一些體重的反彈。所以，手術是斷捨離，不是一勞永逸，健康的飲食和生活習慣還是要養成。

第二，術後很長一段時間內患者可能會存在缺乏部分營養素的問題。因為吸收這些營養素的部位變少了，如鐵、維生素 D 等，所以，手術完成後患者也需要長期監測和補充微量營養素。尤其是繞道手術等效果更為直觀的手術的患者，如果不注意術後的微量營養素補充，則容易走向肥胖的另一個極端，出現各種與營養不良相關的問題。

減重手術減得快，安全有效，是會被寫到指南裡的標準治療方案。但患者在術後仍不可以對自身的營養監測和良好生活習慣的養成掉以輕心。

很多朋友們都願意為了減肥而花錢，但花錢的多少跟減肥的效果沒有絕對的關係。就像前面兩個研究提到的獎勵減肥，只要獎勵一停，減肥效果也會隨之消失，就像家長給予獎勵，鼓勵孩子們減肥也是一樣，基本上過了 3 個月後，體重很容易反彈回去。

第十八章　花錢減肥真的有用嗎？

為此，在減肥中投入資金時需要制定相應的策略，如停止在非正規減肥藥上的花費、慎重選擇和使用代餐、避免盲目食用代餐、防止減肥藥帶來的併發症、不要輕易花錢抽脂等。同時，健身防之類的輔助減肥方案也應慎重考慮，因為多數人在辦理會員後，前去健身的次數屈指可數，與其將之視為減肥的輔助道具，不如說它是減肥的患者為自己製造的心理安慰。

問題：是不是一定要花錢買蛋白粉或代餐才減得快？

答：不是的，在持續時間近一年的減肥研究中，可以得出一項結論，各種減肥方法帶來的效果差別不會太大，只有遵從性好的人才會減得更好。代餐的優勢在於選擇性少，容易做到，前3個月減得快，但其他的輕斷食或熱量限制飲食法方案也都能達到類似的效果，這些都是正規的醫學營養減重方式。

第十九章
二甲雙胍適合用來減肥嗎？

近年來，醫藥領域有兩個「神藥」，一個是阿司匹林，另一個則是二甲雙胍。這兩種藥應用時間久、作用特別廣泛，適應症以外還能抗腫瘤，也能長壽。

二甲雙胍是糖尿病的常見用藥，只要沒有禁忌症，糖尿病治療首選二甲雙胍，因其普通、常見、臨床上使用了太多年，很多針對糖尿病的研究都避不開它，因此在很多研究中都發現，二甲雙胍除治療糖尿病以外，竟然還有其他神奇的作用，可以減肥、可以治療多囊性卵巢症侯群、可以治療腫瘤，但是這些作用都還沒有FDA的獲批，其獲批的適應症主要還是糖尿病。

二甲雙胍

二甲雙胍是降血糖治療藥物中的首選。

剛「戴上糖尿病的帽子」且沒有特定禁忌症的患者，如腎臟

第十九章　二甲雙胍適合用來減肥嗎？

功能未見明顯異常的患者，很可能會和二甲雙胍「打交道」。

從機制上來說，二甲雙胍是胰島素增敏劑，能增強胰島素對糖質異生的抑制、減少胰高血糖素刺激的糖質異生，並增加肌肉和脂肪細胞對葡萄糖的攝取。

優勢

作為一種常見藥物，二甲雙胍能作為糖尿病的首選治療藥物自有其優勢所在。

二甲雙胍可以有效控制血糖，且不增加體重，不像胰島素或其他一點降血糖藥那樣長期使用後有增加患者體重的可能。

二甲雙胍很安全，不會引起低血糖風險。為什麼要怕低血糖？因為血糖稍微高一點是可以控制的，並不可怕，但低血糖不同，嚴重低血糖會有致命的危險。因此吃二甲雙胍的患者不用特別擔心低血糖。

另外，大多數人能普遍耐受二甲雙胍，其被長期服用的安全性良好。且二甲雙胍價格便宜，對於多數患者來說是非常價廉物美的藥。

禁忌

二甲雙胍療效好,但也並非所有患者都可以隨意使用。

二甲雙胍最常見的禁忌症是對腎臟功能的損害,因為二甲雙胍是透過腎臟代謝的,如果出現了腎功能的受損,比如腎絲球濾過率小於 30ml/min,則患者將不能服用二甲雙胍。

如果有用二甲雙胍時出現乳酸酸中毒的既往史,那麼它也一定是禁忌的。

二甲雙胍還有一點禁忌的情況,如活動性的肝病、長期的酗酒、不穩定的心衰、嚴重的感染性休克等。

藥不能亂吃,有禁忌不知而用則其將會對生命造成威脅。

常見用法

二甲雙胍有多種劑型,臨床中有一錠 500mg 的,也有一錠 850mg 的,每天 2～3 次,目標劑量可以給到 1,500～2,000mg。具體的使用方式需要遵從醫囑。

第十九章　二甲雙胍適合用來減肥嗎？

副作用

二甲雙胍切忌自己亂吃，尤其對於未在醫師的專業指導下，跟風購買服用二甲雙胍的患者而言。雖然它很便宜，但是並不可以隨便服用。

二甲雙胍最常見的副作用主要是導致胃腸道不舒服，比如腹瀉、噁心、嘔吐等症狀，這種副作用往往是輕度的、暫時的，減量或停藥後基本都是可以逆轉的。

長期吃二甲雙胍可能會導致體內維生素 B_{12} 缺乏。吃二甲雙胍 5 年以上的患者，有 30% 的人可能會出現此問題，要引起注意。

二甲雙胍最嚴重的副作用是乳酸中毒。如果女性有增加乳酸中毒風險的其他疾病，如腎功能不全、充血性心力衰竭或膿毒症，則不建議使用二甲雙胍。

監測

患者在服用二甲雙胍的過程中每 3 個月或半年應檢查一次糖化血色素；每年最少檢查一次血肌酐酸，這些檢查一般被包含在抽血檢查最常見的肝腎功能裡；每年應檢查一次體內維生

素 B_{12} 的含量,倘若低於正常值後可能要特地進行補充,尤其是吃二甲雙胍 5 年以上的患者,應對此加以注意。

二甲雙胍減肥用

二甲雙胍對減肥有效這一說,流傳已久矣。

其對減肥有用這個說法主要來自於兩個比較大的研究,其一是英國前瞻性糖尿病研究 (United Kingdom Prospective Diabetes Study,UKPDS),另外一個是著名的糖尿病預防研究。

UKPDS 研究是在英國的隨機對照試驗,該研究納入了 3,800 多名 2 型糖尿病患者,比較了使用胰島素、磺脲類藥物和二甲雙胍等在降糖過程中的療效。同時,在研究的過程中研究者們發現對於糖尿病合併肥胖的族群而言,在研究介入的 5 年以內,二甲雙胍組減重的效果是最好的。

不過,研究者們還發現進入到研究第 6 年後二甲雙胍的減重效果將逐漸減弱。

DPP 研究也是隨機對照臨床研究,其納入了 3,000 多名有糖尿病風險的成年人,將之隨機分 3 組:第一組為二甲雙胍組,每次口服 850mg,每日 2 次,每日總量 1,700mg;第二組為飲食加生活方式實驗組,飲食控制,每週需要大約 150 分鐘中等強度的活動;第三組為空白對照組。

第十九章　二甲雙胍適合用來減肥嗎？

　　執行到 2 年後，二甲雙胍組的體重和腰圍與對照組相比明顯下降，可見二甲雙胍有幫助控制體重的作用。不過，二甲雙胍組的減重效果遠不如強化飲食和生活方式實驗組。

　　追蹤到第 10 年，DPP 研究的結果被發表在 2009 年的《刺胳針》雜誌上，研究得出飲食加生活方式實驗組減重效果是最好的，尤其在前 5 年，效果遠遠好於服用二甲雙胍的樣本。

　　追蹤到 15 年的結果被發表在 2015 年的《柳葉刀・糖尿病與內分泌》副刊上，比較二甲雙胍和飲食生活方式介入對糖尿病發生率的影響。不論是二甲雙胍組還是生活方式實驗組，與空白對照組相比糖尿病發生率都是較低的，其中二甲雙胍組降低 18％，生活方式實驗組降低 27％，但二者之間並無統計學差異。

　　試驗證明，二甲雙胍預防糖尿病的效果並不比單純飲食生活方式控制更好，且存在許多不良反應。

　　在長期追蹤中研究者們觀察到二甲雙胍主要的不良反應是噁心嘔吐，腹瀉腹脹等胃腸道症狀，而且二甲雙胍組中體重減得好的也是遵從性很好的人。因此，將二甲雙胍用於減重存在以下幾個結論。

　　第一，服用二甲雙胍有減肥效果，尤其是剛開始服用的幾年。

　　第二，胃腸道不良反應比較多。

第三，長期服用二甲雙胍得到的減肥效果是有限的，且持續伴隨胃腸道不良反應。如果不是以治療糖尿病為目的，堅持長期服用二甲雙胍較為困難，因為大多數人對於長期服用二甲雙胍帶來的不良反應耐受性較低，這也是藥物減肥遇到的常見問題。當然，二甲雙胍是比較安全的藥物，為了控制血糖，吃十幾年都沒有大問題，但如果為了控制減肥，長期吃太難。

第四，同單純的飲食和生活方式控制相比，不論是體重管理還是預防糖尿病發生，二甲雙胍都沒有太明顯的優勢，且減肥效果稍顯遜色。

第五，二甲雙胍目前不宜作為減重的首選治療用藥。

二甲雙胍治療多囊性卵巢症候群

經常有多囊性卵巢症候群（以下簡稱多囊）患者在婦產科就診後，治療藥方中就新增了二甲雙胍。久而久之，這帶給患者一種「錯覺」，多囊治療得加上二甲雙胍。

其實，二甲雙胍並不是治療月經失調的主要藥物，患者在服用二甲雙胍的同時，還需要吃著其他的藥物。

一方面，二甲雙胍對於有胰島素抗阻的多囊女性而言更可取，但對於患有多毛症、無排卵性不孕以及需要預防妊娠併發症的患者可能無效。

第十九章　二甲雙胍適合用來減肥嗎？

大約 50％～ 70％多囊患者都有胰島素抗阻的問題，這時候，作為胰島素增敏劑的二甲雙胍恰好可以改善相關症狀，尤其對於合併肥胖的多囊患者而言。例如說，二甲雙胍可以恢復排卵性月經。2000 年發表的一個小型研究發現，在實驗中，二甲雙胍組的人經過每天 3 次，每次 500mg 的口服二甲雙胍治療後，與對照組相比，其明顯恢復了排卵性月經。這也是婦產科醫師給多囊患者們處方二甲雙胍的主要原因。

另一方面，經其他的對照試驗和系統綜述後可以發現，體外受精患者在給予口服二甲雙胍介入後並沒有增加妊娠率和胎兒存活率。所以，二甲雙胍不能預防流產，也不能預防妊娠期糖尿病。美國生殖醫學學會（american society for reproductive medicine, ASRM）也並未將二甲雙胍作為相關治療的首選藥物。因此，二甲雙胍用於多囊性卵巢症侯群有以下幾個結論。

第一，二甲雙胍不是用於治療月經失調和子宮內膜保護的首選藥物，對於有口服避孕藥禁忌或週期性黃體素治療無效的患者，可以考慮將之作為第二選擇。

第二，二甲雙胍用於肥胖合併多囊性卵巢症侯群的女性患者，可以作為輔助藥物，具體應遵醫囑。

第三，對於無多囊性卵巢症侯群的肥胖女性患者，不推薦服用二甲雙胍。

第四，不應在妊娠期使用二甲雙胍來預防妊娠糖尿病。

第五,不應在多囊性卵巢症侯群女性患者中常規使用二甲雙胍來預防流產。

二甲雙胍預防和治療腫瘤

最近幾年多見文獻報導二甲雙胍的抗癌作用。

作為糖尿病的基礎用藥,在糖尿病相關的大樣本試驗及長時間追蹤的研究中,二甲雙胍位居其中,統計分析後,常常能發現以二甲雙胍分類,服用二甲雙胍的樣本腫瘤發生率低於不服用的樣本。

不僅僅是幾篇文獻,多項動輒數萬例樣本量的研究均有類似結論:二甲雙胍與低腫瘤風險明顯有關。機制可能多樣,如啟用腫瘤抑制因子,可能有助於抑制腫瘤細胞生長。

那麼前瞻性的隨機對照試驗能否得出類似結論呢?目前尚無定論,因為二甲雙胍不是常規的抗腫瘤用藥。

如果患者系糖尿病合併患有腫瘤,那麼即便使用二甲雙胍也是將之用於血糖管理,而非完全用於抗腫瘤本身。如果患者僅有腫瘤,那麼是否使用二甲雙胍應經過專業醫師權衡利弊再決策,遵醫囑第一。

總之,二甲雙胍便宜、安全、效果好,但糖尿病是它唯一獲批的適應症。二甲雙胍對減肥有效果,但是不宜作為主要的

第十九章　二甲雙胍適合用來減肥嗎？

治療用藥；二甲雙胍對多囊有效果，但只適用於肥胖多囊或有胰島素抗阻的患者；二甲雙胍針對腫瘤的應用多是研究性質。歸根究柢，患者不要自己亂吃處方藥，應遵醫囑第一。

第二十章
兒童應該要如何減肥？

有些家長可能會在無意間發現孩子的脖子上面總是有一層黑黑的汙垢,如同天鵝絨一般,怎麼洗也洗不乾淨。這脖子後面如黑色「天鵝絨」般的怪東西究竟是什麼?

其實這種現象並非是汙垢,而是黑色棘皮症,多數情況下都是肥胖惹的禍,少數情況下可見於家族性黑色棘皮症、腫瘤和藥物反應等。

黑色棘皮症是由於身體過於肥胖,身體內胰島素升高,透過直接或間接途徑啟動了胰島素樣生長因子-1受體(IGF-1 Receptor),促進了角質細胞和纖維母細胞的生長,導致皮膚過度角化並伴有局部膚色加深,從而出現黑色棘皮症的特徵。這種象徵在頸部最為常見,其次為腋下,還能累及腹股溝、膝蓋後方等。

青少年期正是脂肪組織大量儲存的時期,因此屬於黑色棘皮症好發期。

可能由於研究樣本量、族群範圍等不同,文獻報導,黑色

第二十章　兒童應該要如何減肥？

棘皮症的發生率為 7%～74%，看似有些遙遠，其實就在人們身邊。

有學者統計了 17 所中小學，共 1,809 例肥胖兒童的情況，發現有 21.9% 的肥胖兒童有黑色棘皮症。

雖然大多數情況下隨著體重減輕，黑色棘皮症可以改善甚至消失，但其卻會對孩子們造成了不小的壓力，不僅僅是皮膚不好看的問題，這 1,809 例肥胖兒童中，2/3 有血糖問題，1/3 有高血壓，43.3% 血脂異常，16% 的有脂肪肝且 11.6% 的有肝功能異常。高血壓、高血脂和脂肪肝等代謝疾病出現在青少年身上並不是好現象。

青春期是孩子生長發育的好時機，以身高變化最為顯著，身高要是沒有顯著成長，家長們多半會焦慮，同時，家長們又往往容易忽視孩子生長發育的另一個重要內容：體重。

和成人肥胖不同，青少年正是身體和心理一起成長的美好年代，某種意義上來說青少年很脆弱，是需要人們共同呵護的。「三高」等併發症危害的不僅是他們的軀體，還會為他們製造心理陰影，後者尤其危險。

如多囊性卵巢症候群，女孩子青春期剛過就出現月經不規律的狀況，還出現異常的多毛症，長出鬍子、臉上出現久治不癒的痤瘡。

如睡眠呼吸中止症候群，青少年睡覺打呼，甚至出現睡眠

呼吸困難或明顯的呼吸中止,大腦缺氧、白天嗜睡、注意力不集中、學習困難。

如維生素 D 缺乏,影響身高發育。

對於世界觀和人生觀尚未健全的青少年來說,這種由生理轉為心理上的傷害很可怕,會影響青少年的自信心,導致其社會適應能力差。有 75％青少年的青春期肥胖會一直持續到成年,使其延續不合理的生活方式並易患上各種代謝疾病。

還有一點研究發現,兒童期超重的女性在成年期因乳腺癌死亡的風險和全因死亡風險均有所增加。

兒童為什麼會肥胖?

單純性肥胖,即由遺傳、飲食和生活方式等引起的肥胖約占兒童肥胖總數的 98％以上。

第一,兒童往往喜歡喝含糖飲料,吃速食、外送和零食,額外攝取熱量太高。另外,不要以為水果沒有關係,吃水果也要適量的。

第二,使用電腦、手機和平板時間過長,活動太少。一個男孩每天看 1 小時電視,會降低 200 大卡熱量消耗。

第三,飲食習慣,現在孩子們普遍吃得太快,盛放食物的

第二十章　兒童應該要如何減肥？

盤子和碗太大，容易暴飲暴食。

第四，睡眠不足，引起青少年胰島素敏感性降低，容易導致體重增加。

第五，家庭影響和榜樣力量，包括飲食生活習慣（如少粗糧、少活動等）。所謂言傳身教，父母對孩子的影響很重要，不能總是自我放縱而要求孩子健康飲食，這會讓孩子感到困惑，進而影響親子關係。

藥物引起的肥胖也是很常見的，如服用賀爾蒙、抗癲癇、精神類藥物等。

另外還有繼發於疾病的肥胖，如甲狀腺功能減退、庫欣氏症候群等。

較少見的是基因缺乏引起的疾病帶來的肥胖，多為罕見病，如普瑞德威利症候群（俗稱「小胖威利」，可能發生肌張力低下、智商低下、性腺低下、肥胖症候群等症狀）。

如何判斷青春期肥胖？

身體質量指數（body mass index，BMI）這一概念大家可能並不陌生，即體重（kg）除以身高（m）的平方。BMI 是公認的判斷 2～20 歲族群肥胖和超重的標準。「肥胖」被定義為 BMI 大於或等於同年齡同性別組的 95%；而超重則是 BMI 處於同年

齡同性別組的 85%～ 95%。如果 BMI 大於等於同年齡同性別組的 95%位的 120%，則叫做重度肥胖。

如何進行體重管理呢？

對於青春期肥胖的患者而言，醫師並不推薦去**醫院以外**的「減肥中心」去減肥，媒體不乏有關青少年胡亂減重出現嚴重併發症甚至死亡例子的報導。

筆者建議去醫院專業科室，如臨床營養科、內分泌科等，先進行評估與計劃，主要是合理規劃營養攝取、適度活動、避免不良生活習慣。

和成年人不同，青春期肥胖體重管理的關鍵在於不能忽略青少年生長發育的營養需求，要避免短期內體重迅速下降或體重降得太低，以免過猶不及，出現嚴重的臨床後果。因不遵循科學減肥法導致身高停止生長或出現心理問題的例子並不少見，青少年如果因為體重管理不當引起神經性厭食，那麼後果將十分嚴重，說是影響其一生也不為過。

青春期的體重問題應該引起大多數人的關注，提倡青少年合理均衡飲食、適度活動、避免養成不良習慣等。進行體重管理還是建議到醫院的專業科室進行，做好評估與監測。

第二十章　兒童應該要如何減肥？

青少年減肥有沒有捷徑？

門診經常會有焦急的家長們問，有沒有什麼辦法能快速減肥、一步到位，他們不怕花錢，只想要捷徑。

減肥沒有捷徑，網路上說的減肥中心和訓練營也都不是減肥捷徑，兒童和青少年想減肥沒問題，但不要去那些地方，因為那樣會增加減肥的風險，減肥到猝死的案件並不少見。部分家長們認為寒暑假送孩子去減肥班，1 個月就能看到孩子身型的明顯變化，但卻忽略了孩子們 2～3 個月之後會復胖的問題，而且孩子們減肥反彈比成人還可怕，除身體上的變化，也會讓他們喪失信心，引發更大的心理問題。

減肥藥物副作用大，得慎重使用！

《新英格蘭醫學期刊》在 2019 年發表了一個研究。該研究納入了 134 名被診斷為第 2 型糖尿病且肥胖的 14 歲左右少年，將其隨機分為兩組。

一組為實驗組，採用口服二甲雙胍跟利拉魯肽（劑量高達每日 1.8 mg）的藥物治療；另一組為對照組，採用口服二甲雙胍與空白對照。

實施 26 週,比較 26 週後的糖化血色素和空腹血糖的數值變化。從結果中可發現,實驗組糖化血色素降幅大於對照組,空腹血糖數值也優於對照組,減重效果很好。

然而最大的問題在哪裡?胃腸道反應同樣比較重!

使用藥物控制體重要考慮獲益和風險,主要的問題是要考慮相關的不良反應。

胃內水球減肥法無損傷?
FDA 未批准將其用於青少年!

胃內水球減肥法是指在胃裡放置一個球囊,透過增加飽腹感的方式達到減肥的效果,美國 FDA 已經批准將其用於成人減肥。胃內水球法沒有手術傷口,減肥效果好,那麼將其用於青少年好不好?

關於這點,已經有一點小型研究開始探索。研究在 12 例肥胖的青少年胃裡放置了水球,在 6 個月後,多數青少年都能減重 5%,減重後血糖情況也能夠得到改善,但追蹤 2 年後研究者們卻發現減重和代謝的好處未能維持,由此可見水球用於青少年的安全性和有效性還有待於進一步的驗證,美國 FDA 也尚未批准青少年使用這一減肥技術。

第二十章　兒童應該要如何減肥？

減重手術？嚴格掌握適應症。

減重手術是減肥治療最快的策略，而且青少年也可以透過減重手術進行減肥。

但青少年的減重手術一定要嚴格掌握適應症。例如，BMI 在40kg以上或者35kg以上、有明顯影響健康的嚴重合併病症，如，中至重度阻塞性睡眠呼吸中止、第2型糖尿病、重度和進行性脂肪性肝炎等。

第二十一章
患多囊性卵巢症侯群後如何減肥？

多囊性卵巢症侯群（以下簡稱「多囊」）的話題看似輕鬆，但實際上是非常沉重的，尤其是在多囊患者往往面臨懷孕的壓力，甚至多次人工受孕不成功的情況下，會影響生活，甚至鬧到離婚。

很多女性晚婚晚生、節奏快、吃外送、壓力大、熬夜滑手機、睡得晚，因此，多囊在現代職業女性中並不少見。

多囊會有一些典型的特徵，如排卵功能障礙、多囊卵巢、雄激素過多、有小鬍子、痤瘡等。

在多囊的諸多特徵中，胰島素抗阻很關鍵。50%～70%的多囊患者都會有胰島素敏感性降低和胰島素抗阻。

來看一個 2008 年發表的研究，該研究採用了 675 名患者作為樣本，觀察 BMI 和多囊的關係。

研究發現 BMI 越高、越胖的人多囊發生率越高。平均 BMI 在 31kg 的人多囊的發生率是 51%；BMI 在 37kg 左右時多囊的發生率能夠達到 74%。體重越重的人，多囊的發生率越高，這

第二十一章　患多囊性卵巢症侯群後如何減肥？

跟臨床實踐中觀察到的規律是一致的。

肥胖後容易多囊，多囊後也容易肥胖。

肥胖後，身體裡的游離脂肪酸增加，簡單來說就是「肥肉」增加，和多囊一樣，肥胖會讓脂肪分泌因子下降，引起胰島素抗阻並造成胰島素敏感性下降，其還將進一步作用於子宮內膜，讓胰島素受體的表達下降，出現蛻膜化、著床率下降，導致懷孕成功率下降……在這個過程中，不論初始因素是多囊還是肥胖，二者都將互為因果、互相加成，進而影響健康。

如果患者有中心性肥胖，也就是腰圍粗，那麼胰島素抗阻的表現會更為明顯，多囊的發生率會更高。這種看著不胖其實肉都長在肚子上、腰圍粗的現象在亞洲女性中特別常見，其會增加冠心病、糖尿病和腫瘤等各種疾病的風險。

多囊合併肥胖的患者除了藥物治療還有沒有其他方法？

抽脂

腰圍粗不好，那麼可以透過抽脂減小腰圍嗎？

不可以，《新英格蘭醫學期刊》在 2004 年發表了一個關於抽脂的研究。

多囊合併肥胖的患者除了藥物治療還有沒有其他方法？

該研究組織了 15 名患者接受抽脂治療，比較他們在抽脂前和抽脂後 12 週的代謝變化。結果發現，抽脂後的患者在外觀上好看了，脂肪量也少了，但是這些人的代謝情況，尤其最為關鍵的胰島素敏感性，以及其他的血壓、脂聯素、C- 反應蛋白等卻沒有發生明顯的變化。

這一研究結果意味著抽脂並不能從根本上改善多囊患者的胰島素抗阻特性，針對肥胖、多囊或月經不規則等情況，抽脂的意義並不大。而且在實際觀察中，抽脂帶來的減重效果很快就會消失，體重會發生反彈，其餘部位的脂肪將很快填充到被抽脂的部位，而且有可能出現感染、脂肪栓塞等風險。

所以，抽脂可能解決不了這個問題。

減重

抽脂不能改善胰島素抗阻，但醫學營養減重是可以的。

2003 年發表的一個研究顯示，醫學營養減重 16 週後，被試者的胰島素抗阻得到了顯著的改善。

同時，在另一項相關研究中，科學家招募了 43 名有胰島素抗阻的患者進行研究分析，患者們被隨機分成三組：第一組，正常飲食組；第二組，熱量限制飲食法組，只攝取日常熱量需求的 75%；第三組，輕斷食組，即每隔天進食減少，攝取熱量需求的 25%。實施 6 個月，其後再均衡飲食追蹤 6 個月，比較

第二十一章　患多囊性卵巢症侯群後如何減肥？

12 個月後樣本在血糖、胰島素和減重效果等方面的變化。

結果發現，無論 6 個月還是 12 個月，限制熱量的後兩組比正常吃飯對照組的樣本體重明顯減輕。雖然熱量限制飲食法組和輕斷食組減重效果類似，但後者對血糖和胰島素抗阻等方面的改善效果更好。所以，醫學營養減重不但能減肥，更重要的是可以改善代謝。

減重後，患者的體重和腰圍下降，那麼有沒有其他指標可以被用於多囊患者評估自己的減重治療效果呢？

有的，月經週期是最直觀的指標，很多多囊患者稍微一減重，不規則的月經週期就再次回歸穩定。

此外，在筆者的實踐經驗中，體脂率也是個很好的指標。很多多囊患者的體脂率在 40% 以上甚至更高，減重後如果能盡量把體脂率接近 30% 乃至正常，那麼減重效果會更好。機體的自我調節能力很強大，有部分在備孕的患者只要體脂率稍有降低，然後就自然懷孕了。

因此，減重對於多囊性卵巢症侯群患者來說是一種重要的治療！

多囊合併肥胖的患者除了藥物治療還有沒有其他方法？

運動

運動可以改善排卵狀況和胰島素敏感性，這是非常明確的。2011 年的一項系統性回顧研究，納入了 5 個隨機對照研究和 3 個世代研究，均發現運動可以改善多囊患者的胰島素抗阻。

但需要注意的是，在運動時患者要選擇合適的、自己能執行的活動，有氧運動、重量訓練都可以，同時要注意避免運動損傷。

二甲雙胍

二甲雙胍是常用的胰島素增敏劑，一些多囊患者在婦科就診後，就在醫師囑託下開始吃二甲雙胍。

二甲雙胍有沒有效果？答案是肯定的（詳見二甲雙胍一章），DDP 研究是二甲雙胍療效的經典研究，1,073 個患者吃二甲雙胍，1,082 個患者作為空白對照，研究者們發現，兩年後二甲雙胍組的患者體重和腰圍明顯下降。

療效好不好跟遵從性明顯相關，DDP 研究追蹤到 10 年後發現，效果更好的患者一定是遵從性更好的。

服用二甲雙胍後常見腹瀉等消化道不良反應，多囊患者一定要看完婦科或內分泌科後，遵醫囑選擇是否服用二甲雙胍。

第二十一章　患多囊性卵巢症侯群後如何減肥？

問題 1：肥胖和月經有什麼關係？

答：肥胖後月經會出現變化。在生活中，經常有人會因為多囊性卵巢症侯群或不孕而輾轉多家醫院，看了婦產科、中醫等，做無數個檢查，最後得出結論：先去減肥。肥胖引起的月經失調在臨床上會有各式各樣的表現：可以表現為月經過少，這在肚子胖腰圍粗的人身上更常見；也會表現為月經過多，文獻報導的發生率為3%～28%；或者是月經週期不規則，發生率在8%～15%之間；還有一種表現是無月經，會有兩種情況，一種可能是肥胖後繼發性無月經，而另外一種則是過度減肥後引起的繼發性無月經。以上症狀都是醫師最不希望見到，但工作中又時常見到的。

問題 2：減肥後月經量變少了，很焦慮，還能恢復嗎？

答：第一，透過一點不太健康的方法去控制體重會導致月經量變少。如飯後催吐、過度節食、亂吃減肥藥等，這些減肥方式容易導致體重過低或下降過快，可能會伴隨繼發性無月經，甚至引起神經性厭食，所以要盡量避免採用這些危險的減肥方式。第二，如果是在醫學營養減重過程中因身體脂肪比例發生變化而導致月經量過少，則身體會有一個適應性的調節過程，可能會有一點月經週期的變化，無須緊張，定期回診即可。

多囊合併肥胖的患者除了藥物治療還有沒有其他方法？

問題 3：因多囊性卵巢症侯群導致月經有問題，會去看好多科，在營養科調體重、在婦科或婦科內分泌調激素、在中醫調週期⋯⋯同時接受幾個科不同的治療，會不會衝突？

答：不會。遵醫囑即可，減重是自我狀態調整的過程，與相關科室用藥不衝突，定期回診即可。

問題 4：多囊性卵巢症侯群的患者減肥多久開始準備懷孕比較好？

答：這個時間比並不是絕對的，可以參考以下條件，如體脂率在 35% 以下，接近 30%，身體狀態可能會更好。同時，心情放鬆、好好睡眠，注意補充葉酸等維生素。

問題 5：準備懷孕前，減肥方案有什麼要調整的嗎？

答：如果減肥後身體條件改善，計劃近期懷孕，那麼營養減重方案可以稍微調整，熱量不用過於控制，均衡飲食即可。注意葉酸等維生素的補充，其餘的內容沒有特殊變化。

問題 6：進入備孕過程後，體重反彈怎麼辦？

答：在醫學營養減重成功後開始準備懷孕的過程中，不用太擔心體重反彈，進行飲食控制就好。營養科是全套服務：準備懷孕前，醫師會幫助患者減重，調狀態調週期；順利懷孕後，醫師就會幫助患者控制孕期體重的增加，調整血糖；產後先是

第二十一章　患多囊性卵巢症侯群後如何減肥？

調整哺乳；然後再幫助患者瘦身，調整體重，全程有醫師的監測幫助，只要遵醫囑就不太會反彈。

問題 7：網路上說休產假這段時間是減肥的黃金時期，這種說法對嗎？

答：在營養科門診，醫師不會建議患者在產假期間減肥，因為稍微一控制熱量攝取，最直接的表現就是馬上就沒有母乳了。哺乳期不建議減肥，會影響母乳，進而可能影響寶寶發育。

第二十二章
想靠減重控糖該怎麼開始？

前兩天有一位朋友特意來門診見筆者。她高興地說：「我想要來找你，給你看看我的檢驗報告，跟兩年前比起來，胰島素和血糖在減肥後都正常了，覺得特別欣慰，有點不敢相信。」

糖尿病在人們生活中並不少見，除了大家耳熟能詳的胰島素等藥物治療之外，控制體重也能達到緩解糖尿病病情，讓血糖重新恢復正常的效果，這是真的嗎？

是真的，透過強化飲食、生活方式減重或手術減重可以治療糖尿病，這一方式已經被寫入了國際糖尿病治療的指南中，減肥的確可以緩解和治療糖尿病。

糖尿病的發病成長趨勢

在全世界，伴隨著體重增加，無論高血壓、脂肪肝、高血脂，還是糖尿病，其發生率都在同步增加。

血糖出現異常後，患者的生活品質會被嚴重影響，可能需

第二十二章　想靠減重控糖該怎麼開始？

要透過吃藥或打針來控制血糖，可能會有各式各樣的糖尿病併發症，如眼睛出現問題，也有人長期控制不好血糖，導致腎功能出現了損傷，甚至有人因為糖尿病足而截肢。

來門診減肥的患者中確實有不少人有血糖異常的情況。那麼怎麼治療糖尿病呢？藥物以外，減重也是有療效的。

肥胖合併糖尿病患者該怎樣減肥？

手術減重

透過減肥手術和代謝手術治療糖尿病是最早被寫到外糖尿病治療指南裡的。目前常見的減肥手術有內視鏡胃袖狀切除手術和胃繞道手術，這兩者尤其適用於糖尿病合併高 BMI 族群。

減肥手術很常見也很安全，但提到手術就會有很多朋友產生顧慮，也就是近年來某些明星做了減肥手術後，才逐步讓減肥手術被更多人所熟知，並逐步讓人接受。

對於 BMI 大於 35 且有併發症危險因素或者大於 40 的族群來說，單純的「少吃多動」很難實現有效減重，尤其在合併糖尿病的情況下，減重手術是見效最快、效果最好的策略。如今，手術減重已然是糖尿病合併肥胖的一個主要治療策略。

肥胖合併糖尿病患者該怎樣減肥？

營養減重

糖尿病的患者要吃糖尿病餐，標準如少油鹽，有粗糧等，這些很多人都不陌生，可也不會過於重視。從以往的經驗來看，營養控制在糖尿病的治療中更多的是有著「錦上添花」的作用，直到這幾年的幾個高品質研究出現，人們才發現強化飲食和改善生活方式的營養減重，不但是糖尿病的常規治療，而且對於早期的糖尿病和糖尿病前期竟然完全可以達到緩解或治療的作用。

減肥治療糖尿病越來越被學術界所認可，在糖尿病指南中占有一席之地。

最有名的是 DiRECT 研究。該研究發生在 2014～2017 年，研究者們在英國的 49 家醫院。召集了 306 名被診斷為糖尿病（糖尿病病史在 6 年以內）的肥胖患者，其 BMI 在 27～45 之間。將這些患者們隨機劃分成兩組：實驗組 157 人，把藥物都停掉，透過嚴格控制熱量攝取的方式減肥，熱量上限很低，每天只有 850 大卡左右的代餐包，吃 3～5 個月，其後，熱量限制飲食法 2 個月，定期追蹤 12 個月；對照組 149 人，只是進行健康飲食的衛教，定期追蹤 12 個月。最後比較兩組中減重 15kg 的患者在總數中的占比和糖尿病的緩解率（糖化血色素小於 6.5%）。

12 個月後，實驗組有 24％的人減重 15kg 以上，而糖尿病緩解率可達 46％，接近一半的人數。對照組由於只給單純的健

第二十二章　想靠減重控糖該怎麼開始？

康飲食教育，沒有人能減重15kg，也只有4%的人糖尿病得到緩解。

這個結果發表在醫學界非常有影響力的《刺胳針》雜誌上，這一結果讓專業從事醫學營養減重的筆者和同事感到振奮。

為什麼振奮呢？因為類似的工作筆者和同事們也在做，並且在臨床中確實已經發現患者中有血糖改善的現象，即糖尿病緩解的例子。與此研究不同的是，筆者沒有把熱量控制在800～900大卡，沒想到文獻報導可以有如此高的緩解率，實在是振奮人心。

DiRECT研究追蹤到第2年的結果也被發表在《柳葉刀‧糖尿病與內分泌》子刊上，到了第24個月，實驗組仍有11%的人減重15kg以上，糖尿病的緩解率仍在36%，而且並沒有嚴重的併發症被發現。

因此可以得出結論，36%糖尿病緩解與減重是明確相關的。

無獨有偶，美國也做了一個類似的研究，叫DIADEM-I。這個研究很有意思，是美國學者和卡達學者一起在卡達做的，在2017年7月～2018年9月，在卡達的多個社區醫院和初級醫療機構選擇了有3年以內糖尿病病史的患者，BMI在27以上，年齡在18～50歲的中東北非成年人158人。

也是隨機1比1分組，實驗組79人，不吃藥，連續3月每天吃800～820大卡的代餐，然後是結構化飲食3個月，其後6

個月的熱量限制飲食法；對照組 79 人以糖尿病健康飲食衛教為主，可以藥物控制血糖。12 個月後，比較減重效果和糖尿病緩解率。

結果發現，實驗組平均減重約 12kg，減重 15% 以上者占 21%，糖尿病緩解率甚至能夠達到 61%。

DIADEM-I 研究所得的 61% 的糖尿病緩解率比 DiRECT 研究更為喜人，造成這一結果的原因可能與研究的族群有關係，3 年以內的糖尿病患者在經過積極介入後得到緩解的效果可能比 6 年的糖尿病患者更好。

研究中實驗組有 33% 的人血糖完全正常，對照組則只有 4%；對照組的併發症例數反而更多，兩組的併發症發生率統計上無顯著差異。

因此，強化飲食和生活方式減重 12 月可以有效緩解糖尿病，改善血糖。

正是基於這兩個影響力特別大的研究，人們能夠得知減肥治療糖尿病並非一句空話。這也是為什麼筆者經常在門診與患者說如果是剛剛診斷糖尿病也不用緊張，先試著減 15 公斤左右的體重，很有可能改善血糖狀況。

第二十二章　想靠減重控糖該怎麼開始？

減肥緩解糖尿病的可能機制

　　DiRECT 研究團隊發表的另一篇文章講述關於減肥緩解糖尿病的可能機制，肥胖發生後，身體裡的脂肪細胞逐步堆積，這會讓胰腺內部的脂肪增多，影響到胰腺的 β 細胞，出現血糖的問題。緩解的機制基本上就是把這個過程反過來，讓脂肪的量，也就是細胞脂肪的量減少。相應地，當胰腺本身的脂肪降低，則可能會改善 β 細胞的功能，進而出現血糖狀況的緩解。

　　這個過程的可逆可能有一個非常重要的前提──糖尿病確診時間。在兩個大型研究中，一個是確診糖尿病 6 年以內，另外一個是確診糖尿病 3 年以內。所以診斷的時間越短，減重後的療效一定是越顯著的。此外，在一個確診糖尿病 8 年以上的研究裡，緩解率稍低，不排除有糖尿病確診時間的關係。其實不難理解，包括在做糖尿病代謝手術的時候，如果糖尿病已經確診十多年或二三十年，那麼胰島功能，尤其是 β 細胞的功能可能已經大量損壞，手術後的效果自然是會打折扣的。

　　最後，很重要的一點在於 3～6 年以內的糖尿病或者只是處於糖尿病前期，在藥物介入之前不妨先來營養科減肥，可能會有意想不到的收穫。

問題 1：前幾年，有一個鄰居被發現得了糖尿病之後完全不敢吃主食，餓肚子減肥，沒過幾天就把自己送進醫院了，有這麼嚴重嗎？

答：減肥方式的選擇非常重要，所以患者不要在聽說減肥能夠緩解糖尿病之後就自行進行節食減肥，確診糖尿病的患者更需要的是到正規的醫療院所就診，而不是自行節食減肥，不科學的方法特別容易導致酮症酸中毒，引發昏迷等症狀，嚴重時甚至會危及生命。一定要尋求專家，經醫師評估後再進行。

問題 2：能不能透過減肥治療胰島素抗阻？

答：還得看胰島素抗阻的情況，大多數患者血糖基本正常或稍高，合併肥胖的多少會有點胰島素抗阻，有效減重後，胰島素抗阻都能夠獲得較好的緩解。如果是本身已經糖尿病十幾年或二三十年，那麼最好還是到正規醫院的營養科進行具體的評估，個體化治療，方法因人而異。

問題 3：減肥過程中生病了，飲食和運動是不是需要調整一下？

答：生病期間可以暫緩減肥計畫。攝取充足的優質蛋白，如肉、蛋、奶，身體恢復好狀態後再實施減肥計畫。千萬不要在身體狀態很差的時候還硬壓著自己減肥，這並不是維持身體健康的辦法。

第二十二章　想靠減重控糖該怎麼開始？

問題 4：重度肥胖，而且高血糖，是不是在安全的基礎上減得越多，血糖越安全？

答：從上文中提到的研究來講，減肥多少和血糖減低幅度的關係有這樣的趨勢。減肥多一點，血糖會更好一點，但兩者之間並不一定是完全的線性關係，可能同糖尿病的病程、伴隨的糖尿病合併症、減肥的遵從性等都有關係。但如果可行的話，減去現在體重的 15%，肯定對血糖狀況有幫助，尤其是糖尿病 3～6 年以內的朋友們。

問題 5：60 歲的長輩，糖尿病病史 20 年左右，血脂偏高，控制飲食還能有緩解作用嗎？

答：既然已有 20 年的糖尿病病史，那麼低鹽、低脂的糖尿病飲食是必須的。糖尿病飲食更利於血糖的平穩控制，維持病情穩定。但 20 年左右的糖尿病能不能透過減肥和控制飲食來緩解，則通常並不是一個擁有確定答案的問題。從筆者自己的經驗上來說，可能會有一定的難度。低鹽低脂的糖尿病飲食就好，具體的可以到正規醫院的營養科或內分泌科問診後再評估。

第二十三章
備孕期如何安全減重？

　　某一個週五上午的門診，有 2 位患者同時告訴筆者減重後順利懷孕。在此之前，也有一位 41 歲的患者在減重後懷上了雙胞胎。還有一位多次人工受孕失敗的患者在門診減重後自然備孕……

　　這樣的故事，在營養科門診有很多。

　　筆者經常開玩笑說營養科是「一條龍」服務，從備孕前調整體重，到孕期預防妊娠期糖尿病，確保胎兒正常發育，再到產後哺乳，產後瘦身。有的患者朋友會說了，康醫師您誇張了，備孕的事應該去看婦產科，和營養科有什麼關係呢，您會不會太自誇了？

　　這話說得很對，備孕生產看婦產科，是最重要的不可或缺的就醫過程；不過，在備孕過程中，在醫療以外的事，除了婦產科醫師提供專業的意見外，患者自己可以在這一過程中做些什麼？

　　可以看看營養科，管理體重，讓自己達到最好的狀態。

第二十三章　備孕期如何安全減重？

有的患者備孕非常辛苦，跑遍各大醫療院所，做了很多檢查，甚至做了多次試管嬰兒，這些過程讓人身心俱疲。其實在這個時候把自己的身體狀態調整得好一點，可能會更容易增加受孕成功率。那麼為什麼肥胖會與受孕成功率有關呢？這並非醫師的危言聳聽。

肥胖會影響到月經

身體體重過大可能會影響到月經週期，尤其一部分患者可能在肥胖後患上多囊性卵巢症侯群，伴隨有胰島素抗阻，再作用到子宮內膜，進而引起月經週期變化，導致成功受孕率下降。

不孕症

女性在 35 歲以下，無避孕，正常夫妻生活 12 個月未懷孕；或者 35 歲以上，在不避孕的情況下正常夫妻生活 6 個月未懷孕，那麼這時就要考慮不孕症的可能性。

導致不孕症的原因多樣，很複雜。世界衛生組織（WHO）在 1992 年統計過先進國家的不孕症相關病因，其中，大約 37% 可能跟女性相關；8% 可能跟男性相關；35% 跟男女性都是有關

係的。所以，備孕並不都是女性的事，同時與男性也有很大的關係。

對於女性而言，不孕症常見的原因很多，如排卵障礙（25%）、子宮內膜異位症（15%）、高泌乳激素血症（7%）、骨盆腔沾黏（12%）、輸卵管阻塞（11%）、其他輸卵管異常（11%）、子宮頸細胞異常、子宮畸形還有其他的因素，如遺傳性血栓體質、免疫因素等。

對於男性而言，不孕症常見的原因也很多，如內分泌和全身性疾病（通常為性腺激素相關性腺功能低下症，占 2%～5%）、原發性睪丸生精功能缺陷（65%～80%）、精子輸送障礙（5%）、特發性男性不孕（10%～20%）等。

通常情況下，因疑似不孕症去就醫的時候，醫師們可能會對患者進行一些評估，包括月經史、婦科激素、排卵功能、宮輸卵管攝影或子宮超音波與輸卵管通暢性檢查、卵巢儲備評估與月經週期第 3 日血清濾泡刺激素和雌二醇、抗穆勒氏管激素和／或竇狀濾泡計數、促甲狀腺激素、免疫檢測及遺傳因素分析等。

這部分工作需要在正規醫院經專業的醫師去評估，去診療。

醫療以外，備孕期間自己能夠能做哪些努力？

第二十三章　備孕期如何安全減重？

年齡

年齡越大，備孕可能會越麻煩。來看美國的一個數據：美國女性在 15～34 歲時不孕率約為 7.3%～9.1%；到 35～39 歲時，不孕率約為 25%；40～44 歲則到 30%。40 歲時的女性生育率較 20 歲時低 40% 左右。男性 50 歲以上生育率會出現明顯的下降，這個是自然規律。

環境

要注意接觸的環境！

如抽菸，抽菸是明確會影響到生育率的。曾經有人做過研究，女性每天抽 10 支菸以上生育率會明顯下降，男性也要注意。

如喝咖啡，從原則上來講，每天攝取 200mg 以內的咖啡因相對是安全的，不過，咖啡與備孕和生產的關係在不同研究中結論不一，而有的研究發現，咖啡因攝取過量會影響受孕成功率；也有一項納入 1700 多對夫妻的世代研究顯示，與不飲用咖啡的女性相比，每日攝取 1～5 杯咖啡的女性活產出生率更高（校正 RR 1.53，95%，CI 1.06～2.21）。所以，咖啡按照習慣喝就好，如果在備孕期則可以酌情減量，防止咖啡因超標。

如化學接觸，有的時候生活當中往往容易忽略這一點，如

重金屬殺蟲劑,剛剛裝修房屋後室內裝潢材料散發的甲醛等,一定要注意。

對於男性來說,不要穿過於緊身的衣服等,這樣穿著也可能會影響到精子的品質。

體重管理

經常有患者備孕時去看婦產科,然後被婦產科醫師建議先減重。為什麼呢?婦產科傳授的實踐經驗便是如此。

有很多研究證實,體重增加後備孕難度會隨之增加。2015年的一個前瞻性研究,觀察了 1,950 名年輕女性,發現同 18 歲時相比,體重每增加 5kg,妊娠所需平均時間會延長 5%。

仔細算一算這個數據的話還是挺嚇人的。尤其對 BMI 在 18 歲以後明顯升高的人而言,備孕時間顯著增加。

還有一個美國學者對 3,154 例 BMI 在 30 以上的年輕女性做的調查,發現無論是懷孕率還是活產出生率,其在備孕時都比 BMI 在 25 左右的女性成功率要低一半。

把 BMI 和備孕率作為橫縱座標繪製一條曲線結果也很有意思。BMI 在 18.5 以下的女性算營養不良,備孕也十分困難,受孕率不高;BMI 大於 30 的女性受孕率同樣較低;體重正常,BMI 在 20 ~ 25 之間的女性受孕率則較為可觀。

第二十三章　備孕期如何安全減重？

BMI 明顯增加後會有多囊性卵巢症候群的問題，因為有胰島素抗阻，多囊性卵巢症候群的胰島素敏感性會降低，在肥胖族群這一現象更顯著。

基於這些流行病學數據能夠得知體重管理對於備孕而言還是挺重要的。所以科學減重能夠改善胰島素抗阻，進而影響備孕。

那麼體重減多少才能看到備孕成效呢？

有一個研究發現，半年減 10kg 後成功受孕率顯著增加。

1998 年前後，科學家們選擇因各式各樣的原因導致不孕的女性 67 名（其中有 80% 的是多囊性卵巢症候群患者），開始對她們進行減重治療，半年減 10kg。

結果令人欣喜，減重成功後，這 67 人中受孕率達到了 77.6%，相當於減掉 10kg 後有接近 80% 的女性順利受孕，而且活產出生率達到 67%。因此，可以先減 10kg 再進行備孕，成功率會更高一點。

減重的多少與受孕成功率之間的關係目前暫時沒有絕對的定論。在筆者門診有減重成果比較好的，減了 15 公斤然後成功受孕的，也有體重比較重，稍微減重七八公斤就成功受孕的例子。

除了體重本身，在臨床經驗上，體脂率的變化也很重要。有些體重比較重的患者不一定要減掉過多的體重，在體脂率降低後很快月經就變得正常，備孕也有好的結果。

那麼，體脂率減到多少備孕率會更好呢？目前也沒有太多的相關文獻資料，在此提供筆者的經驗和體會，不一定準確權威，僅供參考。

用標準的人體成分測量儀（並非簡單的體脂計）進行測量，如果基礎體脂率約40%～50%，那麼降到35%左右成功率會比較高；如果基礎體脂率40%左右，那麼降到30%以下可能會更好。

體脂率下降後，患者自己會感覺到身體有明顯的變化，稍微減重後，1年多沒來的月經不用藥物輔助就自行回來了，稍微管理一下體重就有這樣的效果。

減重手術

對於透過減重手術實現體重下降的患者而言，指南上也建議術後12個月至18個月再考慮備孕。

男性體重也要管理，要好好吃飯並保持適度活動。

男性不育因素有少精子或無精子症，也有精子數量正常而不育的，如精子濃度低、精子活力低（弱精子症）、正常形態的精子少、精子形態異常（畸形精子症）導致品質差等。這些因素與日常飲食都有關係。

有研究發現男性經常吃高糖、精製糖或者多油飲食後會影

第二十三章　備孕期如何安全減重？

響到精子品質。高糖飲食的男性，低活力的精子比例會顯著增高，進一步的基礎研究發現精子的活力與 tsRNA 正相關，高糖高脂飲食會影響 tsRNA 的量，其數值變少後，將進一步減少精子的活力，尤其是肥胖群體受此影響更大。

另外一個研究納入了亞洲人種族，結果發現常吃油炸食物或者大家常說的不健康飲食。能夠使睪固酮的數值變低。對男性來講，睪固酮的數值變低一定是會對生育能力有影響的。

《美國醫學雜誌》子刊在 2020 年也有一個高品質的研究，其證實了不健康的飲食會影響精子的品質。為此，男性備孕時也應少吃高糖高油食物。

吃二甲雙胍可以備孕嗎？

有多囊性卵巢症侯群或經常看婦科內分泌門診的患者往往對二甲雙胍並不陌生，二甲雙胍是胰島素增敏劑，肥胖合併多囊的朋友們一般都會有胰島素抗阻的問題，那麼用上二甲雙胍，又減肥又備孕，不是很好嗎？

不完全是！二甲雙胍有其專屬的適應症和禁忌症（詳見二甲雙胍一章）。

第一，它並不是治療月經失調的主要藥物。

第二，它對多毛症、無排卵性不孕、預防妊娠併發症等可

能無效。

第三，它對治療有胰島素抗阻的 PCOS 女性而言更可取。在 2000 年有一篇文獻研究發現，一次口服二甲雙胍 500mg，1 天 3 次，有一半的多囊女效能夠恢復正常排卵。

也有研究發現，在進行體外受精人工生殖的時候口服二甲雙胍並沒有增加妊娠率和活產率。美國生殖醫學學會認為二甲雙胍不能增加排卵率、妊娠率和活產出生率，不是首選藥物，即使每天口服 2,000mg 二甲雙胍也不能預防妊娠糖尿病。因此對於服用二甲雙胍，還是那句老話，遵醫囑。

睡眠和情緒

情緒特別重要。有的患者在醫院做過 2 次以上試管嬰兒，付出的努力很多，之後情緒就會特別緊張，同時還要面臨來自包括家庭或者是各個方面的壓力，此時她們更要盡量放鬆自己的心情，因為再緊張，成功率也不一定會更高。

睡眠特別重要（詳見睡眠一章）。有研究專門比較了 1,176 名男性睡覺時間與生育率的關係，發現每天睡 7～8 小時或 8 小時左右者生育率是會更高的。因此，男性在備孕時要睡夠 7 小時！

備孕一定要到正規醫療院所的婦產科。此外，患者自己能

第二十三章　備孕期如何安全減重？

做的就是在合適的年齡避免接觸不合適的環境，把自己的體重或體脂率管理到最佳狀態，健康飲食、適當活動、好好睡覺，筆者在此期待患者朋友們成功的好消息。

問題 1：減肥備孕應該提前多久開始？

答：減肥並不應該全是為了備孕，還可以為外型管理而減肥，所以是任何時候都可以的。真想減肥備孕的話，還是要結合自身體重狀態等情況，如果希望透過醫學營養減重來減肥的話，建議最少醫師留給 3 個月到半年的時間，這樣會比較充裕。

問題 2：減肥備孕的時候要不要考慮體重反彈的問題？比如說懷孕了正好體重反彈怎麼辦？

答：不用考慮，受孕成功後營養科後續有專門的孕期營養門診，可以幫助患者合理控制孕期體重增加幅度和確保胎兒健康發育。包括哺乳期和產後的減重也會有醫師進行全程監測並給予指導。

問題 3：體重 85kg，身高 163 公分，把體重減到 60kg，這樣會不會更容易成功受孕？

答：可以進行減重，但也不是必須等到體重 60kg 才能開始備孕，有很多事是水到渠成的。來筆者門診的很多患者不見得非得把體重減到多低才會得到好消息。有的人在體脂率稍有變化時就能很快地成功受孕！

問題 4：現在經常談優生問題，如果沒有在比較合適的體重狀況下懷孕，會不會影響胎兒健康？

答：有這個決心的話，好好減重就可以。照常產檢，定期到婦科、營養科回診，通常問題不大，不太會影響胎兒健康，筆者不建議為了優生而給自己太多的壓力。

問題 5：現在有的女孩子對身材管理有數字焦慮，一定要從 50kg 減到 40kg，甚至有 60kg 的人一定要去做減重手術，碰見這樣一定要指定到某一個很低體重的人，醫師對他們怎麼看？

答：過度的體重數字焦慮是危險的！60kg 去做減重手術也是不對的，建議前往營養科門診進行一對一的諮詢，因為有人可能有上鏡、照婚紗照等硬性要求需要減重。具體該不該減、減多少還是要找專業醫師看一看，具體聊聊需求和規劃。

第二十三章　備孕期如何安全減重？

第二十四章
40 歲後女性該如何減重？

人生中，每個年齡層都有自己的精采。

有一部電影叫《20 30 40》，講的是不同年齡層女性朋友們的故事。

女性到了 40 歲，生活過得遊刃有餘，越來越優雅，對自己的體重管理要求也與二三十歲時不一樣了。很多患者跟筆者抱怨，體重管理很辛苦，為了保持身材每天不吃晚飯，喝水也會胖，一胖就胖到肚子上……覺得體重管理起來還是挺難的。

有人照著書去嘗試生酮飲食，有人去嘗試吃減肥藥，有人去參加減肥班，筆者認為這些方法其實都不合適，減肥效果不明顯不說，一通亂來之後反而亂了代謝平衡，反彈更快還使人身心疲憊。

第二十四章　40歲後女性該如何減重？

為什麼胖

有人說，20歲隨便吃宵夜也不會胖，40歲稍微多吃點馬上衣服就穿不下了，希望知道這是為什麼？

基礎代謝率降低容易導致發胖

客觀上講，30多歲是人一生當中肌肉含量最巔峰的時候，隨著年齡的增長，如果沒有刻意地訓練，人的骨骼肌品質和力量都是會走下坡路的。骨骼肌減少，最直接的影響就是基礎代謝率降低了。

肌肉之外，年齡本身也會影響基礎代謝率，在所有影響因素中可以占到1.7%～2%的比重。隨著年齡的增長，基礎代謝率會逐步下降。通俗地說，少年人吃兩碗飯可能還覺得不太夠，肚子有點餓；中年人肌肉減少，代謝降低，稍微吃個兩碗飯肚子很快胖起來了。同樣的熱量攝取，由於身體的熱量消耗降低所以容易發胖。

不僅僅是女性，男性也是一樣的，所謂「歲月是一把殺豬刀」，事實上就是基礎代謝率降低引起的。

多油飲食容易導致發胖

經常有人說自己喝水都胖,其實仔細一問就會知道,只喝水不吃飯,飯是吃得不多,但高熱量的食物、水果、堅果、糕點可是沒少吃。

美國科學家在 2006 年發表的一個研究,分析了大約 48,000 名 50 歲以上的女性參與者,發現體重管理最好的人恰恰是攝取脂肪比例較低的族群。

筆者經常跟開玩笑地說,亞洲女性進入 50 歲後容易胖肚子,40％的原因是年齡和激素代謝,而 60％的原因很可能是生活中能看見和看不見的攝取熱量太多,吃各種醬、堅果、零食、糕點、奶油、肥肉等,在吃油炸食品時尤其需要注意。

科學家在美國 40 個州調查了大約 11 萬人左右,對這些人吃油炸食品的情況做了分析,發現油炸食品吃得比較多的人心血管疾病死亡率和整體全因死亡率都有顯著升高。而油炸的食物不光有西式的炸雞、炸魚、炸薯條,還有中式的燒餅、油條,這些食物雖好吃,但要少吃,每月一次過過癮就好,天天吃身體是受不了的。現在的人容易胖,不是飯吃得太多,而是多油食物吃得太多。

第二十四章　40歲後女性該如何減重？

久坐容易導致發胖

現在的人總是坐太久，工作的原因也好，滑手機平板也好，都呈現長時間靜坐的狀態。

韓國科學家在 2015 年前後的一個研究中發現，時常久坐會使得脂肪肝的發生率顯著增加，《刺胳針》雜誌中發表的一篇研究也表明，久坐不但容易胖，而且會增加心血管疾病、各種腫瘤發生的風險。

久坐不好人都知道，但是避免久坐很難。

筆者門診有一個老規矩，建議患者用手機設定每個小時都會響一次的鬧鐘，提醒自己站起來倒杯水或者去上個廁所，特別忙或是需要長期坐著辦公都能理解，但倒杯水或上個廁所的時間一定是可以有的。

疾病容易導致發胖

容易胖、胖肚子是十分影響美觀的。其實，很多女性朋友們即便體重或 BMI 處於正常範圍時，也會有肚子胖的問題。2020 年有一個調查了約 17,000 名患者的研究，發現雖然體重正常，但仍有三分之一的人有代謝性肥胖，這跟年齡和腰圍明顯相關。肚子胖，即腰圍大或者腰臀比大對健康的影響或危害更

甚於單純的體重過大。

如果任由體重增加，隨著年齡增長，人很容易會得代謝性疾病。有研究者對 48,000 名女性進行長期觀察，從她們 40 歲開始，一直觀察到她們 60 歲，發現隨著 BMI 的增加，慢性代謝性疾病的發生機率顯著增加，全因死亡率也一併增加。

有的人認為自己比較年輕，和這些症狀還離得很遠，但事實並不完全是這樣。有個研究專門找了 10,000 多名 18～23 歲的青年女性，從 1996 年開始每 3 年一次觀察記錄她們的體重並定期追蹤，15 年後，調查發現隨著她們年齡增長和體重的增加，其患糖尿病的機率也一併增加；而且隨著 BMI 增加，各種疾病的發生率也都顯著增加。由此科學家們得出結論，要預防糖尿病，一定要適當控制體重，尤其需要防止體重伴隨年齡的過快上升。

隨著年齡增長，體重增加既有代謝本身的原因，也有飲食和生活方式變化的原因，那麼，應如何應對這種問題？

容易胖，怎麼辦？

容易胖，少喝湯

在患者第一次來筆者門診問診時，筆者一般教給他們的第一個作業就是少喝湯，目的就是為了控制油脂攝取。

第二十四章　40歲後女性該如何減重？

有的人會說,將湯中的油過濾,沒有油脂了可以喝嗎?即便是這樣也要少喝,因為生活中人們攝取各式各樣的油太多了。為什麼要在減肥的第一個月注意這個呢?因為控油是一種態度!

所謂「取法於上,僅得為中,取法於中,故為其下。」剛開始減肥,控油的標準要稍微定得嚴格一點,因為好吃的東西太多,看不到感覺不到的油也太多,要減肥,還是得把起點定得高一點。

容易胖,少喝湯,從控油做起。

容易胖,營養科

網路上減肥的方法和捷徑沒有一千也有八百,但那些大多數是以「噱頭」為主,全靠行銷,盯緊錢包。

在體重管理方面,最專業、最放心、最安全、最有效的是來醫院營養科進行醫學營養減重。減重最核心的內容不是一個簡單的食譜,而是匯聚了大量營養專家,批閱三載的有一套標準化作業流程(SOP)。

所謂 SOP 在管理學上可能比較常聽到。而減肥也是對體重的管理,減重的每一個步驟,篩查什麼疾病,目標如何,發現問題如何應對,這些都是標準的、按部就班的流程。

和減肥中心不同,醫院的營養科指導減肥,第一看安全;第二要有效,且不餓肚子;第三要定期回診,保證不反彈。

容易胖，多少步

說起減肥，「多動」最為通俗易懂。

那麼在日常生活中，走多少步對健康最有好處呢？

最健康的步數是不固定的，和年齡有關。40～60 歲左右，每天走 8,000～12,000 步為宜。

習慣久坐，經常開車上下班的人，如果每天步數少於 4,000 就非常不健康，各種心腦血管疾病和腫瘤的發生率會增加，也容易肥胖。有一個關於買車的研究很有意思，說在買車後，有一部分中年人的體重變得越來越重。

但走得太多了也未必合適。經常有朋友說每天走 5～6km，體重卻一點也沒變化。這是為什麼？因為運動只占人體總熱量消耗的 30% 左右，不進行飲食調整，單純運動帶來的效果必然如此。而且如果人的 BMI 大於 28 且年齡在 50 歲以上，那麼一定要注意，每天走 5km 或爬樓梯，體重不見得能減，但特別容易出現關節損傷、足底筋膜炎等症狀，往往得不償失。

60 歲以上、70 歲左右的人每天走 7,500 步左右可能更為健康。研究發現比之 7,500 步左右，步數多了或少了都可能增加死亡率。

多動，有講究，做好伸展，小心損傷。

第二十四章　40歲後女性該如何減重？

容易胖，怕骨折

運動的時候一定要小心骨折。

隨著年齡增長，女性骨質疏鬆的風險逐漸增加，再加上減肥膳食限制了人體攝取的熱量，所以患者更得小心。

來看一個美國科學家進行的研究，該研究將樣本分為兩組，所有樣本患者的BMI均在27以上，平均年齡57歲，一組透過限制熱量攝取的方式減肥，不要求運動；另一組不嚴格限制熱量攝取，只強化運動。1年後發現單純限制熱量攝取組的骨密度降低，而運動組則正常。

骨密度低的人肯定更容易骨折，要知道，適當的活動不僅利於減肥，而且利於維持骨密度，使身體更健康。

多數持續超過1年的長期研究都會得出結論，運動能為減肥帶來很好的效果，尤其對於內臟脂肪含量的改善，腹部脂肪的減少，所以，女性朋友們應進行適當運動。

不過，運動過度或類型不合適也容易出問題。運動之前的熱身非常的重要，一定要做好伸展才不容易受傷；上強度的時候要循序漸進，一蹴而就也很容易受傷。運動減肥，無數的例子證明無論是手臂摔了，腿腳傷了，還是腰扭了，只要受傷減重效果一定會打折扣，很多時候體重可能得大幅反彈。

容易胖，睡好覺

這個年齡層，除體重管理，心情管理之外，還有一個特別重要的事就是睡眠。睡得好了，心情和體重自然好；睡得太晚，減重效果會打很大的折扣。而且研究發現睡眠同患高血壓、心臟病和腫瘤的風險也有關係。

筆者門診一般要求患者盡量 11 點半之前睡覺，哪怕睡不著也要早早躺下，別滑手機，越滑越睡不著。

睡不足和睡不好都容易導致人發胖。有人習慣睡覺開個小夜燈，這其實也會對體重造成影響。還有研究說睡覺開著燈會影響到睡眠節律，膀胱癌、甲狀腺癌和乳腺癌發生率也可能顯著增加。

所以，減肥從睡個好覺開始。

皮膚鬆弛

女性要減肥，尤其是進入 50 歲以後的女性，需要控制體重下降的節奏，不能降得太快。體重快速下降後，最直觀的表現就是皮膚鬆弛、影響美觀。臉上和脖子上出現褶皺，還是很讓人糾結的。

想要避免這一情況就不要自己靠飢餓來減肥，要依靠正規的醫學營養減重，而且要盡量貼合方案，注意優質蛋白質的補

第二十四章　40歲後女性該如何減重？

充,做到穩中有降,按照醫師提的要求一步一步地去完成。

同時,在減肥過程中可以做一點簡單的阻力運動。在營養科門診,筆者常教患者的是將一瓶礦泉水放在辦公桌上,沒事的時候把它當作一個小啞鈴練習。這個動作的主要目的是讓患者透過運動使皮膚收緊。

皮膚的問題需要在意,不能人是瘦了,皮膚卻鬆弛了。40歲以上女性的體重管理還是要優雅一點。

問題1:喝咖啡會不會提高基礎代謝率?

答:最近有一個研究說喝了咖啡之後能夠增加基礎代謝率,但只是動物實驗,在應用於人體的長期減肥實踐上距離結論還很遠。在筆者門診,咖啡並不被作為一種禁忌,但一般要求無糖。

關於喝咖啡有很多研究。為此,喝咖啡這件事筆者的態度是不支持、不鼓勵。因為研究發現喝咖啡對肝癌有明確的預防作用,的確有這樣的優點。但喝咖啡不好的地方是,也有研究發現其可能會加重骨質疏鬆。看個人意願,但是筆者不指望依靠喝咖啡提高基礎代謝率。

問題2：每週上午都去健身房上兩個小時教練課，但是全天其他的時間都坐著不動了，這樣合適嗎？

答：運動很好，但不是特別建議久坐，可以偶爾起身活動活動。教練課要不要上因人而異，在筆者的門診一般建議患者把這個錢省一省。營養減重3～6個月後還有想要上教練課的意願再去。營養減重6個月之內，沒有去的必要。

問題3：體重130公斤，能不能透過跑步鍛鍊減肥？

答：這個體重建議還是少做跑步等運動，要跑至少也建議經過專業的運動指導後再做，這樣主要是怕運動損傷，很多年輕人會因為運動不適出現韌帶損傷而不得不做手術。

問題4：醫學營養減重3個月減完之後，後續的飲食除了早餐以外，午餐和晚餐是延續現有標準，還是要重新看處方？

答：醫學營養減重一般3個月之後會更新一次處方，如3個月高蛋白飲食之後銜接3個月的輕斷食，然後再熱量限制飲食法，這些可能會根據患者的情況再進行調整。6個月之後患者基本上能養成好的吃飯習慣。另外需要注意門診定期回診。

第二十四章　40歲後女性該如何減重？

問題 5：由於年齡增加的原因，50歲的女性在設定減肥目標時可不可以放寬一點？如減重的速度慢一點，然後目標的體重設定也高一點？

答：因人而異，不是特別絕對，但是遇到60歲以上的患者，筆者一般會將進度調慢一點，不能減太快。

問題 6：家裡的體脂計準不準？

答：相對準確，因為它是算出來的，它測的數值可能不是非常的準確，但作為一個對照的參考，將減重前的數據與減重1個月之後的數據做比較，能夠發現體脂率變化，這個是有意義的。另外，也不用特別盯緊數據，更重要的是盡量遵守減肥方案內容，遵從性到位了，體重自然順著就降下來了。

問題 7：更年期做中藥調理，與醫學營養減重可以同時進行嗎，兩者會不會互相干擾？

答：理論上講是不衝突的，但是具體是否可行需要醫師進行專業判斷。

問題 8：減肥期能不能適量地吃堅果？

答：減肥第1個月還是要酌情控制的，吃的時候筆者這裡有幾個要求：第一，不能超過兩個核桃的量，吃之後需要進行等價交換，當天或者第二天的菜要拿水涮一下再吃，用烹調油來換堅果；第二，少吃鹽焗、油炸的堅果。

第二十五章
孕期和產後怎麼開始減肥？

　　前兩天，醫院的一位護理師在筆者的門診透過醫學營養減重減肥 2 個多月後，非常順利地受孕，懷上了第二胎。分享完好消息，護理師便來諮詢接下來孕期該怎麼吃。

專業孕期營養門診

　　雖然營養科專業是減肥，但是很明確地告訴大家：妊娠期不要減肥！

　　妊娠期的體重自然也是要管理的，但胎兒發育正常與否更是需要時時記掛在準媽媽們的心頭。

　　孕期不要減肥，體重管理要來營養科孕期門診！

　　本章作為本書的「彩蛋福利」，下面的內容主要基於筆者的臨床經驗，幫患者理清不同孕期的注意事項，供您參考。

第二十五章　孕期和產後怎麼開始減肥？

妊娠前 12 週，要注意什麼？

妊娠前 12 週特別需要注意的是安全！從經驗上來說，妊娠前 12 週是一個關鍵期，需要格外小心。無論是受精卵被自然選擇還是其他的意外，大多數都發生在妊娠前 12 週。

聊安全，是因為來營養科調體重備孕的患者，往往已經在很多地方走了很多彎路，去過很多醫院科室，付出很多精力，所以更要小心，要注意安全。

均衡飲食

進入孕期狀態就可以把減肥的食譜都停掉了，不用去限制熱量，均衡飲食最好！

均衡飲食的食物種類要更豐富，主食粗細搭配、瘦肉、蛋、牛奶、蔬菜和水果都被囊括其中。

孕期吃飯要少油鹽、少油炸，醃製食物也要少吃，有研究發現醃製食物與兒童腦瘤的發病可能有關係。

在均衡飲食的基礎上，孕婦自己也需要掌握一定的吃飯技巧。如固定進餐時間、進餐次數最好達到 5 次、要有餐中餐、進餐順序應為先菜後飯、不要少吃早餐或晚餐等。

孕吐

在懷孕早期,孕吐是很常見的現象,孕吐嚴重時什麼都吐,什麼都不能吃。導致這一現象的原因是孕婦在孕期激素與平時發生了變化,其不以個人的意志為轉移。因此,可以使用一點小技巧來預防孕吐,如按時進餐、少量多次、下口時慢慢地啜服、進餐時不喝湯、不將食物混合食用、避免食用有刺激氣味的食物、保持良好作息、轉移注意力、不要過度地緊張等。

孕吐是一個自然的過程,雖然孕吐期間孕婦吃得比較少,體重可能也有下降,但大多數時候不太會嚴重影響到胎兒的生長發育。

如果孕吐真的很嚴重,出現了尿酮體或體重顯著下降,那麼可以看看婦產科,透過靜脈點滴適度補充,很快就能恢復正常。

補充葉酸

補充葉酸的目的是預防胎兒神經管畸形,這個一般備孕的人都不會忘記,檢測出懷孕時醫生一般都會提醒。

葉酸的服用量在各國各種指南中推薦的也不完全一樣,美國婦產科醫師學會(ACOG)建議至少每天 0.4mg,美國糖尿病

第二十五章　孕期和產後怎麼開始減肥？

協會（ADA）建議至少每天 0.4mg，加拿大婦產科醫師學會推薦每天 1mg。

甲狀腺功能

很多人在減重的時候會特別在意甲狀腺功能，甲狀腺功能不穩，減肥效果會比較差，在孕期也是一樣的。孕期甲狀腺功能有異常，一定要老老實實地去看內分泌科，無論是本身有一點甲減或者是甲狀腺抗體陽性，尤其是合併流產或其他異常懷孕病史的，一定要去看專業的內分泌科醫師。

睡眠與心情

孕早期的孕婦心情是比較容易出現波動的，這可能是因為激素變化的原因，所以需要孕婦能學會暗示自己和調整。

妊娠 12 週後要注意什麼？

體重管理

孕期的朋友們經常是稍微一補，體重就控制不住了。

一般會建議孕中期可以進行一點輕體力活動，同時每天熱量攝取可以達到 2,300 大卡左右，包括蛋白質 70g，另外，碳水化合物占到 50% 左右。

孕婦不應過分控制飲食，而且體重不足的孕婦需要攝取稍高的熱量。同時，還需根據體重增加、血糖的情況隨時調整膳食的熱量攝取。

美國也有一些推薦指導，對於一個標準體重的孕婦而言，熱量攝取可以達到每公斤體重 30 ～ 35 大卡，算下來之後大約 1,800 ～ 2,100 大卡左右，到孕中晚期再分別增加 200 大卡。

這時候，既不要在做超音波發現寶寶有點小就開始緊張，也不要補過了頭，防止孕期體重上升過快。整個孕期體重增加大約以 10 ～ 15 公斤左右為宜。已經超重或肥胖的孕婦還需要降低這一數值，孕期體重增加以 7.5 ～ 10 公斤為宜，否則會為生產帶來困難。

正常孕期的體重增加需要稍微控制，每週增加 0.25 ～ 0.5 公斤左右，體重消瘦的可以稍微多一點，每週 0.4 ～ 0.6 公斤。

第二十五章　孕期和產後怎麼開始減肥？

妊娠期糖尿病

孕 24 週左右時產檢醫師會讓孕婦去檢測血糖。

現在女性懷孕的年齡越來越大，體重越來越重，特別容易出現血糖問題，在醫學專業上這個診斷叫做妊娠糖尿病。

妊娠糖尿病是有危害的。對胎兒來說，易發生宮內缺氧、畸形、羊水過多、巨嬰、增加新生兒合併病症等；對孕婦來說，自然流產率增加、妊娠高血壓症候群發生率增加、抵抗力下降、手術流產及產傷機率增加、患糖尿病風險增加等。

如果孕婦年齡在 35 歲以上，有妊娠前超重或肥胖、糖耐量異常、多囊性卵巢症侯群、家族糖尿病史、巨嬰分娩史、本次妊娠可疑巨嬰、羊水過多等情況，則要格外注意妊娠期糖尿病的風險，認真應對血糖問題。

說到血糖篩查，會有很多孕婦對其感到緊張。事實上，85% 的妊娠糖尿病單純透過營養治療就夠了，除非特別嚴重才考慮透過胰島素治療。

在飲食方面，孕婦要注意油鹽和熱量超標。筆者以前的調查研究發現，同正常沒有血糖問題的孕婦相比，妊娠期糖尿病的孕婦們攝取的熱量明顯要更多，油和鹽也更多一點。

因此，孕婦主食的選擇可以有一點點粗糧，選擇低升糖指數的食物以減輕血糖負荷，確保優質蛋白質如瘦肉、雞蛋、牛

奶或豆製品的攝取，同時也要注意三餐規律、適當加餐、先吃菜後吃飯及適當咀嚼等。

鈣

孕婦在孕期可能有抽筋的表現，尤其到了孕中晚期後，極有可能會存在鈣缺乏的情況。

一般成年人每天鈣攝取 800mg 左右，進入孕中晚期可以再增加 200mg，達到每天 1,000mg 左右。如果食物攝取不足的話，可以透過口服鈣片補充。另外有系統綜述發現每天攝取 1,000mg 鈣可以降低孕婦發生子癇前症的風險。

維生素 D

鈣和維生素 D 是營養界的熱門話題，關於鈣和維生素 D 的文章有很多。曾一個小的世代研究發現，妊娠期缺乏維生素 D 可能導致孩子在 20 歲後骨密度更低。但《刺胳針》雜誌的一個研究則得出了完全不同的結論，即有名的 Avon 親子縱向世代研究，其針對 3,960 對以歐裔白人為主的母子，在母親妊娠期檢測 25 羥維生素 D 濃度，在子女 9～10 歲時檢測骨密度。結果發現母親妊娠期維生素 D 狀況與子女 9～10 歲時的骨礦物質含量並無顯著相關性。

所以，補充維生素 D 在妊娠女性中的有效性尚有爭議。

第二十五章　孕期和產後怎麼開始減肥？

2010 年，美國醫學研究所（IOM）推薦孕婦在孕期每天補充維生素 D 大約 600IU，且其認為每天給予 1,000～2,000IU 是安全的，主要建議維持血液中 25 羥維生素 D 大於 30ng/mL。

貧血

孕期缺鐵性貧血很常見，所以孕婦在產科回診的時候醫師一般都會幫她們加入鐵劑，這方面問題不大；如果貧血特別嚴重，那麼從飲食角度也可以酌情補充，如每週吃一次動物肝臟之類，其他的紅肉和綠葉菜應該正常吃。

其他少見的貧血如地中海貧血等應到產科或血液科接受正規診療。

分娩與體重

2021 年《英國醫學雜誌》發表了一個研究，委婉地提醒孕婦要注意孕期的體重管理。

這個研究納入了 2,035 名 BMI 大於 30 的孕婦，比較不同的剖腹產後皮膚縫合方法的切口感染率差異。無關結果，既然能被作為研究的目的，可想而知，體重太大剖腹產後切口容易感染，顯然這是由於皮下脂肪太多所致。基於此，孕期體重管理還真是得早點納入考量。

產後不減肥

網路上經常有人說休產假是減脂的黃金時期，這其實是錯誤的說法。產婦需要小心的是哺乳，產後即刻減重，哪怕只是少攝取 500 大卡的熱量都會對哺乳產生影響。

正規營養科減肥不建議產後立即減重，至少應在哺乳期結束後再考慮。

絕大多數哺乳期來營養科筆者門診減重的孕婦都被醫師勸退了。因為在門診減體重很容易，但影響哺乳的話就是得不償失了，顯然寶寶生長發育更為重要。

即便有的產婦因為工作或各種原因不能哺乳，筆者也不建議她們自行節食減肥。因為產後身體很多激素不一定立刻能恢復正常，盲目地節食運動可能事倍功半，還可能會對身體造成損傷。因此，產後減肥一定要到營養科門診，找醫師量身打造體重管理方案。

這裡有幾個產後哺乳的要點跟您分享：首先產後哺乳需要注意保證每天攝取 2,000～2,500ml 的液體，水也好，乳製品也好，簡單的湯也好，都沒有問題，優先保證有足夠的量；其次，不論是營養方案還是均衡飲食，種類一定要齊全，不要過於單一，少吃不健康的食物；再次，盡量確保優質蛋白的攝取，如一個雞蛋，額外再加一個蛋清以及 500～750ml 的乳製品，瘦肉、紅肉白肉都行，豆製品等也可以，保證優質蛋白的攝取量；

第二十五章　孕期和產後怎麼開始減肥？

另外，蔬菜水果要有；還有，要規律飲食、要有加餐……

順利受孕，順利生產，順利哺乳，順利瘦身，營養科醫師一直和患者朋友們在一起！

問題1：備孕前採用高蛋白減肥，那麼產後多久可以重新開始高蛋白減肥？

答：第一，產後最好哺乳期結束後再減肥。第二，哺乳結束後即便自己還想要減肥，能不能進行高蛋白減肥也需要再次來門診評估。

問題2：孕早期的3個月，噁心嘔吐吃不下去東西，又餓得很難受，怎麼辦？

答：孕吐很常見，可能是人體激素發生了變化了之後的反應，試試少量多次地吃。如果本身偏瘦，又吐得特別嚴重，且尿酮呈現陽性，那麼可以看看產科或營養科，需要的話可以加點腸道營養配方粉或者透過打點滴進行治療。

問題3：孕早期能運動嗎，還是需要靜養？

答：理論上肯定是能運動的，而且運動是有益的。但對於備孕很辛苦的朋友們來說，要不要運動、怎樣運動還是要嚴格遵醫囑。

妊娠12週後要注意什麼？

問題4：甲亢合併肥胖、月經不規律，減肥沒什麼效果要怎麼辦？

答：甲狀腺功能異常或不穩定的患者不要著急減肥，因為這時減肥效果並不會太好。先去內分泌科把甲亢調整好再開始減肥比較好。

問題5：在正規門診減肥過程中發現自己懷孕了怎麼辦？

答：這是在營養科門診很常見的現象。發現懷孕後應停掉減重方案，換均衡飲食，從營養科的減重門診轉診到孕期營養門診就好。

第二十五章　孕期和產後怎麼開始減肥？

減肥大實話

▪ 減肥期間可以吃花生瓜子等堅果嗎？

堅果好吃嗎？好吃。減肥期間能不能吃？不建議吃。因為一旦控制不住食用的量就會導致熱量攝取超標。減肥飲食方案一般都會限制熱量攝取，堅果之類的食物，尤其是鹽焗的、蒜蓉的堅果，吃多了很容易導致油鹽和熱量攝取超標。有人說堅果裡含有優質脂肪酸等營養物質，是一定要吃的，但是吃也有兩個技巧：第一，在兩餐之間吃，不能超過單手一捧，少吃鹽焗之類高度加工的；第二，等價交換，吃了一捧堅果後，做飯少放一勺油。對於正在嚴格控制飲食減肥的患者來說，建議適當吃，1個月偶爾吃個一兩回，不要過量，不然容易讓減肥效果大打折扣。

▪ 聽說有種減肥方法叫做「穴道」減肥，這是真的嗎？

「穴道」減肥不是正規的減肥策略，體會過的患者可能知道，在「點穴」的同時一般也需要控制飲食，即便能掉十幾斤肉，但1個月後也很容易反彈。常看筆者寫段子的患者看到這裡會不會有熟悉的感覺？很多減肥方法掛著明星、「美國著名專家」、「澳洲日本新科技」之類噱頭，但實質上就是飢餓減肥，這種減肥方法帶來的結果往往是短期內瘦的都是肌肉，一吃就反

彈，人越來越虛，身體越來越差。與其去花錢找穴道，還不如去醫院營養科看看。

▰ 國二／高二的女生要怎麼減肥？

筆者曾經寫過有關國二女生如何減肥的建議。提問者現在國二，問想不吃晚飯減肥可以嗎，筆者認為這不是個好策略。餓肚子初期可能瘦一點，但這是餓出來的，而且減的全是肌肉，會造成基礎代謝率下降，容易勞累，進而影響精力和學習，很快體重減不動了，因為代謝率低了，稍微一吃馬上又變胖。國二學生想減肥，筆者還是建議有機會到醫院進行評估，千萬別自己硬減，容易出問題不說，控制體重的效果也差。

其實，無論國二還是高二減肥都是一樣的。第一，千萬不要節食，尤其不要過度節食，特別是不要使用極端的節食策略（如催吐等）來減肥；第二，高中生減肥可以選擇大考結束後的假期，趁著大考的衝勁還在，掌握時機進行減肥正當其時；第三，家長也要努力。曾有家長問過這樣的問題：女兒比較胖，每天不想運動，該怎樣讓她主動去運動減肥呢？其實女生進入青春期後，家長與其的溝通特別重要。這裡有幾個小妙招不妨悄悄試一下：把家裡做菜的油和鹽減少一半；把家裡的碗和盤子換小一號；控制子女玩平板和手機時間減少一半。

家庭影響和榜樣力量很重要，包括飲食、生活習慣等。所謂言傳身教，強調的就是父母對孩子的影響，不能父母自我放

縱而要求孩子健康飲食，那樣會讓孩子感到困惑，進而影響親子關係。這裡還有一件事要提醒家長和孩子：不吃早飯特別容易肥胖！

◾ 不相信任何減肥產品，怎麼可以健康地瘦到自己想到的體重？

第一，不相信減肥產品是對的。第二，想健康地瘦，要選擇醫學營養減重。第三，能不能瘦到自己想要的體重既要看基礎體重，也要看方案實施，同時還不應該想把自己瘦成「紙片人」，那樣既不現實也不健康。

◾ 吃過減肥產品減肥沒減成功，該怎麼辦？

生活中常常有人因肥胖而焦慮，費盡心思想要減肥，最終到醫院檢查後發現是腦下垂體分泌的生長激素過多，或者是緩解焦慮或抗過敏的藥物在發揮作用，又或者是甲狀腺功能出現了異常，再或者是多囊性卵巢症候群和胰島素抗阻。但這時候也別猶豫，選擇健康、合理、安全的減肥方式，可以到協和醫院營養科門診進行專業諮詢。

◾ 減肥時一天應該吃多少水果？

可以伸出一隻手並握成拳頭。拳頭的大小就是筆者每天推薦食用水果的量。即便是水果愛好者，筆者建議每天最多也不要超過兩個拳頭大小的量。這個攝取量對於水果的種類沒有要

求,最佳食用時間可以放在兩餐之間。切忌飯後吃水果,切忌不吃晚飯吃水果。

■ 晚上沒吃飯,嘴饞吃兩粒冰糖會胖嗎?減肥太難了怎麼辦?

吃一次不會,經常嘴饞那可就說不好了。另外,減肥難是客觀規律,哪裡可以找到有效招數呢?可以到醫院營養科門診進行專業諮詢。

■ 想減肥應該怎麼吃才健康?哪種食物更有利於減肥?

怎麼吃健康呢?均衡飲食最健康。那能減肥嗎?透過正常的均衡飲食需要超嚴格地執行才有可能,而熱量限制飲食法則是可以的。所以限制飲食不是自行節食,而是在專業醫師的指導下進行健康的熱量限制飲食法。

■ 那麼,有沒有利於減肥的食物呢?

這個問題其實不好回答。食物有健康與否之分,如油炸、醃製的食物,其實不太健康,不建議想減肥的朋友吃,偶爾一兩次調劑口味與生活的話,也許還行,但如果頻率太高那就不合適。減肥也是一樣,既要看食物本身,也要看頻率和量。不談劑量只看種類就有些不妥了。說到種類,科學研究的結果很明確,低升糖指數的食物有利於減肥,也能夠避免減肥後的反彈。

減肥期間可以食用適當的粗糧、以低升糖指數食物當作主食，與精米、細糧相比，可以增加飽腹感，有一定的減重效果。但需要注意的是別「粗糧細做」，如果用油煎、椒鹽、沾醬等做法，那還不如不吃。話又說回來，粗糧不細做不好吃，難以下嚥怎麼辦？可以混著吃。另外，也不要過於追求粗糧，像食用過多的豆類，對很多人尤其是尿酸比較高的人而言會讓尿酸節節升高，痛風痛到痛不欲生。

《新英格蘭醫學期刊》上曾發表過一項最有名的減肥防反彈研究，該研究顯示，預防反彈，以高蛋白質低血糖指數的膳食為最佳。

■ 大麥青汁若葉真的能減肥嗎？喝芹菜汁真的有減肥效果嗎？為什麼我喝了 10 天 1 斤都沒瘦？

大麥若葉青汁、芹菜汁等並不能減肥。

■ 節食減肥會導致新陳代謝減慢，那麼不減肥了新陳代謝會恢復到原樣嗎？

不會，因為節食減肥往往伴隨著骨骼肌的消耗，肌肉被過度消耗後基礎代謝率才會下降，例如，某同學基礎代謝率 1,400 大卡，那麼他節食減肥，控制攝取到 1,300 大卡，熱量赤字後體重下降。因為節食多消耗的是肌肉，這樣一來，基礎代謝率將會降到 1,200 大卡，這時候再吃 1,300 大卡熱量的食物，但熱量卻已回歸止平衡，無法繼續減重了。如果恢復正常飲食吃到

減肥大實話

2,000 大卡，熱量正平衡 800 大卡體重必然會反彈。而且，多餘的脂肪將很快擠壓原本肌肉的位置，代謝率反而會慢慢地變得更低，並且再次反彈，一彈更胖。如此循環，哪裡還會有信心去減肥？

每天跳繩 3,000 下，還做其他減脂運動，為什麼 3 個月了體重仍然不變？而且發現只要不運動第二天就不會瘦，透過飲食控制和大量運動減脂 5 公斤後，為什麼最近瘦得很慢呢？

這幾個問題有類似，第一，可以結合飲食進行控制，第二，減重後代謝率變低，原來的熱量攝取和消耗可能並不足以達到減重效果，而且減了一段時間後代謝適應了，達到一種平衡了，這時候就需要找個專業醫師把脈了。

■ 為什麼減肥瘦了 4.5 公斤腿卻紋絲不動？

只瘦 4.5 公斤就想看到腿部的減肥效果恐怕不容易。第一，看體重，體重如果太重，肯定是沒有效果的。第二，看減重時間，要是減重第 1 個月，這 4.5 公斤裡面恐怕包含了很多水分，減的都是水。第三，如果已經連續好幾個月持續掉重 4.5 公斤，已經減到第 3 個月或第 4 個月了，要是這時候還沒有變化的話可以考慮增加一點加強性的運動。

■ 如何快速瘦身，尤其是臉？

常有人說能不能只瘦腿或瘦臉？應該怎麼辦呢？減肥一定是在整體減重的基礎上再突出局部減的效果。如在減重的同時

配合一部分針對性的活動訓練，這樣才可以達到瘦腿或塑形的目的。一上來就直指「瘦臉」，說為山九仞，只想要最後這一筐土，這個要求其實有點高。那些說能達到的要麼本身不太胖，瘦的要求本來就是「吹毛求疵」，要麼就是依靠了輔助手段，如到醫美打了瘦臉針、瘦腿針。以上，提問者是哪一種情況呢？

▋ 易胖體質，怎麼樣可以健康地減肥？

其實沒有什麼易胖體質，減肥前不妨先想一想：第一，平時都吃什麼；第二，平時進食的量有多少；第三，平時會不會運動；第四，基礎代謝率如何；第五，是不是疾病或用藥導致了肥胖？把這些事情都搞清楚了，也就知道自己是哪種肥胖了。可以找專業的營養科醫師進行具體分析，並制定健康、合理、安全的減肥方案。

▋ 減肥後每天吃飯少油少鹽，鍛鍊 40 分鐘，在手術室做護理師，為什麼不會瘦？

醫師、護理師有時候不太好減肥，因為工作強度大、經常值夜班、作息沒規律，容易「壓力肥」。如果每天鍛鍊 40 分鐘了體重卻未變化，那麼可能是選擇的方法有問題，如飲食控制得不合理、運動技巧有出入。如果單位有營養科的話，不妨去評估一下基礎代謝率和身體組成，營養科醫師的建議可能會帶給患者比較大的變化。

■ 健身房請了一段時間的私人教練,練過以後心肺功能、力量有提升,但減脂不明顯,這是為什麼?

　　飲食不控制,運動效果一定打折扣。曾有一位患者請教練在健身房鍛鍊,然後跟朋友們出去吃燒烤,還喝了些酒,看見不遠處桌子上小酌的教練,對他露出了尷尬而不失禮貌的微笑……在營養科門診減重,筆者一般建議暫時不請教練,省點錢。如果真的很想請教練,那麼可以找有運動資格證的教練。

■ 為什麼醫師要求肥胖患者減肥?

　　因為是醫師各種情況見得多,感同身受,很多人認為自己和肥胖的危害有很遠的距離,但哪個公司一體檢還沒幾個脂肪肝、高尿酸、高血脂的同事呢?醫師們切身經歷可能會更多一點,如因肥胖而重症胰腺炎丟掉半條命的、因懷孕問題導致家庭危機的、睡眠呼吸中止精力不濟出事故的、相關腫瘤風險增加的、心腦血管問題意外猝死的……還有一些因肥胖影響治療的情況,例如,體重太重一般體重計測不出來的、手術床躺不下的、把膝關節壓壞的。

■ 朋友說黑咖啡的瘦身效果滿明顯的,有知道的嗎?

　　「朋友說」實在是減肥路上的一個天坑。正常飲用咖啡就好,無須買那些有各種噱頭的瘦身咖啡。為什麼喝了網路上號稱「能減肥」的咖啡之後會影響食慾呢?就是因為這些來源不明的咖啡成分安全性未知,消費者並不清楚其中是否有違規添加

藥物等。其實，關於咖啡與健康的研究還真不少，骨質疏鬆、肝癌等，在此不再贅述。

▌減肥期吃減脂餐但沒有飢餓感，是不是就沒有減肥效果？

在大多數的減重飲食中，碳水化合物多是低 GI 食物，相對容易增加飽足感，所以不一定會有飢餓感。飢餓感與減肥效果沒有絕對的關係，有餓肚子的減肥，也有餓肚子減不了的肥。在醫院減重門診，很多患者紛紛感嘆吃太多，減得還挺好。

▌體重 70 公斤，減肥跳繩到底會不會傷關節？

說實話這個體重應該還好，但是也要看跳繩的強度、關節有無舊疾等。

每天跳繩 1,000 下真的能減肥嗎？如果能，多久能看到效果？跳了半個月了沒瘦多少，小腿的骨頭都痛，還應該堅持下去嗎？

每天跳繩 3,000 下，還有其他減脂運動，為什麼 3 個月了體重不變？而且還發現只要不運動，第二天就體重就不會動？透過飲食控制和大量運動減脂 5 公斤，但是最近為什麼瘦得很慢呢？

這幾個問題很類似，第一，結合飲食控制，第二，減重後代謝率變低，原來的熱量攝取和消耗可能並不足以達到減重效果，這時候，需要找個專業醫師把把脈了。

■ 節食，但每天保證營養攝取，身體會出現哪些變化？

一般靠毅力自行節食可能會出現便祕、掉髮、疲勞、抵抗力下降、睡眠差、容易反彈、厭食等身體變化，症狀出現的頻率和強度與自己的基礎體重、減肥方式有關。節食的同時又要保證營養攝取，這個難度係數真挺高，建議找專業醫師諮詢。

■ 不吃主食可以減肥嗎？想透過不吃晚飯減肥但又怕餓，怎麼辦？

不可以，減肥過程中尤其注意不要不吃晚飯、只吃點水果的行為。不吃晚飯減重的故事聽過很多，而不吃晚飯也成了很多人願意採用的減肥方法。但它最大的問題是剛開始一段時間似乎有點效果，能減掉這麼幾公斤，但在一段時間後就會發現體重減不動了，而且稍微一吃馬上就報復性反彈，且一定彈的比原來還胖。

如何減肥啊，不吃飯餓得瘦了 6 公斤算正確的減肥方法嗎？少吃真的可以減肥嗎，從年前到現在 3 個月飲食控制了一半，怎麼結果體重還是沒變化？

使用這樣的方法短期的體重下降多歸功於飢餓，掉的體重往往是肌肉多於脂肪，所以，很快就會反彈回來，且容易因骨骼肌消耗造成體能狀態下降、抵抗力下降等。減肥和吃好不衝突，所以，筆者不建議不吃晚飯減肥，這裡有兩個小技巧：第一，試試把午飯的三分之一挪到晚飯吃；第二，試試用玉米

或馬鈴薯適當地替代主食,並且控制晚上的油鹽攝取。提醒一下,有些人空腹吃蕃薯等薯類會胃食道逆流,自己要酌情採納。

▌為什麼在減肥初期運動加控制飲食體重幾乎沒有減輕?

多半是減肥方法有問題導致未能有效減重。或者是執行力有出入,該限制的沒有好好執行。

▌坐月子是減脂黃金期,掌握時機 42 天瘦 15 公斤,如何辦到?

不建議!這個時期上強度減重最大的問題可能是影響哺乳,不利於寶寶發育。如果不哺乳或有其他原因,那麼還是建議找個醫師給點個人化建議。

▌想問一下正常飲食的話,無論是減脂還是增肌訓練會有效果嗎?

正常飲食的話可能稍微有點難度。不過如果是熱量限制飲食法的話會有效果,可以來醫院減重門診看看。

▌不論怎麼鍛鍊,總是減不下來,喝水都胖。這樣的體質健康嗎?

「喝水都胖」是個偽命題,常見於 40 歲、50 歲左右的女性。看似什麼都沒吃,但是仔細想想的話,肉湯、點心、奶油、堅果、冰淇淋、巧克力等吃得並不少。這個年齡層有可能代謝減慢,體重相對容易增加,但是油和鹽其實是可以少吃的。

■ 如何局部（肚子）減肥？本身不胖，但是肚子上贅肉太多，怎麼辦？

亞洲女性肚子胖是很常見的現象，也就是不胖甚至偏瘦，但肚子上有贅肉，想要改善這一情況可以透過以下兩個小技巧：第一，控油鹽，增加優質蛋白攝取；第二，可以針對性地做仰臥起坐等運動。

■ 說著要減肥但是管不住嘴，體重一直減不下來，請問有什麼方法能更好地減肥呢？

管不住嘴是常態，少吃哪有那麼容易？需要技巧、方法和付出……方法百百種，醫學營養減重，安全有效不反彈，想要減肥的可以嘗試。

■ 脊椎出了點問題不能跑步，如何減肥呢？

跑步不是唯一的減肥運動方式，脊椎有問題的話可以透過飲食控制減肥，可能效果更佳。至於能不能運動、如何運動，可以去醫院的復健科就診。

■ 減脂，跑步好還是重訓好？

從文獻研究看，阻力運動可能效果更好。在實踐中，人的本身體重也很關鍵，其次，能做到、能堅持的運動更合適。

◼ 糖尿病人可能透過一段時間的減肥、運動然後使血糖正常嗎？

透過飲食運動減肥治療糖尿病，這個問題 2018 年以前真不好回答。2018 年，英國的 DiRECT 研究發現，單純營養減重可有效緩解糖尿病，在後續 2019 年的追蹤研究中，該成果得以繼續保持。對於糖尿病早期合併肥胖或代謝症候群者來說，減重可能緩解糖尿病。當然了，具體策略還應諮詢營養科醫師，不要自己亂節食減肥。另外，除了營養減重外，減重手術或代謝手術也是治療糖尿病的重要方法，相關內容已經寫入了國際上外多份糖尿病治療指南中。

◼ 對身邊天天喊著減肥卻控制不住飲食的肥胖者有沒有反感呢？為什麼？

天天喊著減肥卻控制不住飲食的人太常見了，這是人之常情。減肥本身就是和自身激素乃至客觀規律做抗爭的事。控制飲食、合理減肥是一門專業，反感沒有用，要講求策略。

◼ 減肥期間失眠了有一個多禮拜，為什麼？

這個例子也很常見，減得太成功了，高興極了，興奮得睡不著。也有可能是減肥過程中改變了自己的生活節奏。第三種情況是減肥效果不好，煩惱得睡不著覺。提問者是哪一種呢？

減肥大實話

◼ 健身腳踏車真的可以減肥嗎？由於疫情緣故不能出門，這幾天才情況好轉。沒事在健身車上騎了半個小時，真的能減肥嗎？

　　健身車或滑步機是相對安全有效的運動器材，每天適當的強度和量可以發揮減重的作用。當然了，結合飲食和營養健康規劃效果更好。

◼ 只想減脂，不想長肌肉該怎麼辦？

　　為山九仞，卻只想要最後一筐土，這個要求有點高，可以來醫院營養科門診看看。

◼ 為什麼網路上一些減肥的飲品喝了之後會影響食慾呢？

　　網路上的減肥藥物、產品一定不要亂吃，其成分不明，有沒有違規添加藥物不知道，有沒有安全檢驗也不知道，說不定使用者就成了實驗的「小白鼠」，多少後悔藥都來不及買！

◼ 堅持每天慢跑 2.8 公里，兩週後減肥會明顯有效嗎？腳受傷了怎麼運動減肥呢？

　　這兩個問題正好銜接上了，要是基礎體重過大，即便是慢跑也容易出現關節損傷、足底筋膜炎等問題，正好接上第二個問題，做點不用腳的運動是可以的，如仰臥起坐。

◼ 減肥對外貌的改變有多大？

　　很大。一方面，體積和重量變小了，看著更有和諧之美；

另一方面，相由心生，減肥對人本身是一種歷練，經過困難砥礪人會變得更美麗。

▋ 生完孩子一次能瘦多少？如何掌握減脂黃金期減重 15 公斤？產後如何減脂不少奶呢？

哺乳期不建議減重，稍微激烈一點哺乳就可能受影響，為了寶貝的健康成長，這時候不建議嚴格減重，但健康均衡的生活方式是可以有的，如適當控制油鹽、適當吃粗糧、先菜後飯等，最後，一定要注意保證液體攝取量足夠。

▋ 吃辣的火鍋或吃辣的食物能夠幫助減肥嗎？有何依據？

跟我想的差不多的話，火鍋中的辣味來源可能是辣椒素？不要聽說什麼素可以減肥就去吃，很多研究是體外的、理論上的、來自動物實驗的，缺乏足夠的實驗證明。

▋ 減肥成功的人可以給那些減肥一直失敗的人提些建議嗎？

到醫院的減重門診看看。

▋ 只運動不節食會有什麼效果？

取決於胖的程度，對本身較瘦但自己覺得自己胖的那種「胖人」比較有效，對真的胖但不夠胖的人，有一定效果，對真的胖、足夠胖的人來說，作用不大，而且方法不當特別容易造成運動損傷。

▪ 每天跑 4.3 公里能減肥嗎？

這個需要先進行評估。

▪ 跑步後大腿變粗了怎麼辦？

不經專業評估盲目運動就會造成不理想的結果。一方面，即便營養跟得上也得講求配合；另一方面，合理的運動真的需求技巧。所以，專業醫師的評估和建議很重要。

▪ 怎樣鍛鍊減肥效果最好又可以長期堅持？

鍛鍊的策略很多，有人說有氧運動不能少，有人又說得加上重量訓練，各種大師專家網紅說法太多。其實，關於合適運動的科學研究也有很多，能長期堅持的往往是自己最方便做到的，哪怕是辦公桌上放個礦泉水，沒事當啞鈴玩，誰還沒花錢辦過健身房會員，關鍵是真的會去嗎？

▪ 讓一個胖了十幾年的人減肥有希望嗎？

借用一句名言，「人生無非等待和希望」。不試試怎麼知道，瘦個幾十公斤，很多時候甩掉的不僅僅是肥肉，還能放飛了心情，兼容貌與健康而有之，事業發展和機會都將到來。

▪ 並不是單純的肥胖，該怎麼減肥？有沒有不是單純性的肥胖？

有。例如 Leptin 基因缺陷、科恩症候群、普瑞德威利症候

群、庫欣氏症候群、甲狀腺功能異常等，看著這些名字想必也知道了，得找個專業醫師進行評估。

▌怎麼改掉愛吃主食的毛病？

愛吃主食不是錯，與減肥也不矛盾，只是有些策略和技巧，例如，稍微加點小米或玉米，先吃菜後吃飯，控制咀嚼次數等。

▌怎樣可以一個月內瘦 5 公斤？最好是不節食也不容易反彈的那種？

第一個問題其實不難，大多數的減肥中心都可能做到，沒啥特殊的。稍微餓一餓或是動一動成績就出來了。不過，做到不節食不反彈這個就有技術難度了。不妨到醫院營養科門診看看。

▌瑜伽可以減肥嗎？

一般的瑜伽強度可能不太夠，不一定太快有效果。瑜伽是可以減肥的，2017 年的一個研究針對印度肥胖男性，研究組做瑜伽，1 週 5 天，每天 1.5 小時，14 週後跟對照組（只是散步）相比較，發現瑜伽組減重效果好。總之，做做瑜伽比坐著不動好。

▌怎樣堅定減肥的信心並持之以恆？減肥需要信心嗎？

需要，做任何事情都需要信心。持之以恆？全靠著自我毅力可行嗎？真心話是大多數時候不太行，可以的話本身也不能

減肥大實話

這麼胖。誰還沒有過早上立志減肥，晚上來頓火鍋打打氣，第 2 天該幹嘛還幹嘛的時候？能堅持不懈地減肥是需要專業技巧的。

◼ 儀式感真的那麼重要嗎？

很重要，這是減肥的態度問題。態度有問題，方法再好效果也不怎麼樣。

◼ 認真減肥為什麼不瘦？

關鍵是方法得對路，方法不對，越認真越錯……

◼ 怎樣減肥既健康不反彈又不至於餓肚子？有沒有好一點的食譜推薦？減肥不就是照食譜嗎？

事實真是如此嗎？網路上隨便搜尋一個食譜就能瘦，說出去有人相信嗎？減肥跟吃有關係，但一定不是隨便一個食譜可以解決的事。

◼ 減肥有吃夠基礎代謝，差不多 1,500 大卡，但是出現了便祕的情況，怎麼辦？

減肥期間出現便祕很正常，原因很多。應對策略方面，簡單來說，一要保證飲水量足夠，二要保證水溶性纖維夠。

◼ 身高 186 公分，體重 120 公斤，跑步合適嗎？

不太適合。這個體重跑步一則強度不夠減不動，二則稍微

一多動膝關節和踝關節負擔大，往往是體重未減先傷了關節，做點不用腿和少用腿的活動可能更好。

◤ 有哪些適合女生減肥時吃的零食？

番茄和黃瓜算不算零食呢？這是一個問題。

◤ 疫情結束了，有什麼方法能快速減肥？

最為有效的減肥方法是什麼？減肥方法百百種，有沒有這麼一種：為人量身訂做、不用餓肚子、減肥效果好、不太會反彈、不用花大錢，最重要的是健康地減？真有這種好事嗎？不妨到醫院減重門診看看。

◤ 哪種奶茶熱量最低？

減肥不能喝奶茶，奶茶沒有熱量低的，最低的也比均衡飲食要求的高。

◤ 有沒有可以減肥的塑型產品？

沒有，有這種好事別忘了通知筆者。

◤ 絕食大量喝水可以緩解戒菸引起的肥胖嗎？

戒菸容易肥胖，這是比較常見的現象，但是透過絕食和大量喝水來應對並不是什麼明智的辦法。戒菸後減肥，要用科學化的方式，需要做做評估。

◾ 有沒有快速減肥的方法？

最快、最正規的減肥方法可能是減肥手術。這裡說一個稍微專業的話題，筆者這裡做減肥的研究，發表減肥的論文，最短的減肥週期是 3 個月，比這個時間短的基本上沒有意義，因為稍微好一點的研究都要觀察 6 個月乃至 1 年，甚至有觀察 10 年的研究。也就是說，減肥成功的最低標準至少要觀察 3 個月後的減肥效果，說 1 個月甚至 1 週減肥怎麼成功的，可以在 3 個月後再看看效果。

◾ 凡事都有例外，有人要上鏡、要拍婚紗、要參加面試、要參加婚禮⋯⋯短期內有沒有體重快速下降的方法？

可能有一點技巧，這個可以看看門診，與醫師聊一聊，進行周詳的計畫，千萬別自己下狠手，也別找來路不明的減肥機構下狠手。部分患者可能看過一部叫《鋼之鍊金術師》的日本漫畫，其中提到有一個等價交換的原則：得到的和要付出的一定是等價的，失去的東西一定會後悔。因此，不妨找個專業醫師聊聊。

◾ 減肥了 3 個禮拜，越來越重是為什麼？

最常見的原因是減肥策略可能有點問題，或者本來也不胖，再加上一練習，長的全是肌肉。

■ 明明已經下定決心減肥了，為什麼第二天看到肉又忍不住了？

喜好美食是人類的天性，不是人自己沒有毅力，而是人的基因和激素決定的。這麼說有沒有感覺負罪感有減輕一點？在這種情況下對抗客觀規律和激素需要專業的指導。

■ 心室早期收縮減肥好嗎？

首先得看胖到哪種程度，不少肥胖的患者第一次查心臟超音波的時候發現自己左心增大，這是因為體重太重了，引發的代償性增大。不過引起心室早期收縮的筆者見得還不多。其次，心室早期收縮可能多半有先天或其他的問題，需要找心臟科醫師評估一下是否需要介入治療，這時候減肥，尤其是運動減肥，一定要仔細再仔細地評估，不要盲目增加強度，別用生命去減肥。最後，可以透過營養減重來達到減肥的目的。

■ 不小心吃了過期的減肥藥怎麼辦？

如果有需要，建議諮詢專業的醫師。

■ 減肥有成效，但是才買沒多久的褲子都鬆了，怎麼辦呢？

筆者的朋友們來門診經常被筆者提醒最近別買貴的衣服，免得浪費。一位朋友買了一件昂貴的皮衣後找筆者減肥，一個月後特地花錢改小，所以可以在減肥完成後再購買。

減肥大實話

▬ 很多肥胖是產後造成的，產婦該如何控制體重呢？

第一，哺乳期不建議減重。第二，胖往往是因為補過了，所以在保證液體攝取量的基礎上可以把油和鹽往外排。第三，講究吃飯技巧。第四，過了哺乳期後來門診。營養科門診會對肥胖患者有全程的監測：無法懷孕的，男方控制體重增加精子品質，女方控制體重提高受孕機率，很多肥胖合併多囊的患者中藥西藥一大堆地吃，錢沒少花但效果不顯著，到營養科問診之後就幸運地懷上了；已懷孕的合理控制體重，對胎兒發育、妊娠期糖尿病等問題進行規劃；順利生產，哺乳期別太關注體重和擔心哺乳不好影響寶寶；恢復期再找醫師想辦法變「辣媽」。

▬ 胖且多囊，做不到減肥也生不出孩子，該和老公離婚嗎？

因其他原因離婚在這裡醫師並不能多說，但因為多囊性卵巢症候群而離婚則實在沒必要，有機會看看門診，治癒的方法有很多。

醫師總是翻來覆去地說肥胖危害大，每逢公司體檢，總有大半的人有脂肪肝，肥胖真的有這麼可怕？

真話不好聽，肥胖的朋友可以和醫師聊一聊，具體了解肥胖帶來的危害以及健康的減肥方法。

▬ 為什麼春天比夏天減肥效果好呢？

主觀上，春天減肥成功正好夏天穿漂亮的衣服，夏天減肥

成功只能明年夏天再穿漂亮的衣服,到時候說不定都不流行了,所以多數愛漂亮的人春天動力更多一點罷了。

■ 同樣是減肥,朋友盯著的是「你瘦了幾公斤」,減肥中心盯著的是「你的錢包」,只有醫師盯著的是「你的健康」。這是實在話嗎?

俗話說,「一白遮醜」,美白,白美。美美的同學們肥胖後就會發現脖子後、腋窩下⋯⋯變出黑黑的條紋,怎麼洗都洗不掉,怎麼回事?這種現象叫做黑色棘皮症。

有人覺得自己的胖是遺傳證據是爸媽都胖,自己也是從小就胖。

事實上真正的肥胖遺傳不到 1%,如 Leptin 基因缺陷、科恩症候群(腦、肥胖、眼)、普瑞德威利症候群(肌張力、智力、性腺功能低下、肥胖)、Lanrence-Moon-Biddl 症候群(性發育遲緩、色素性視網膜炎、多指畸形)等,基本都是一些罕見疾病。

■ 減肥有沒有捷徑?

一般人筆者都不告訴他,還真就有。

減肥手術,尤其適合肥胖合併糖尿病的患者。在肚子上打幾個洞,之後進行腹腔鏡手術,既能減肥又能治糖尿病,兩全其美,這還真不是亂講話,國際上的治療指南都有提到,確實是快速地和肥胖斷捨離的不二法門。

減肥大實話

▍把孩子送到「減肥班」減肥有效果嗎？

可能有效，高強度的運動會帶來減肥效果。然而，很多人結束不久後就會開始反彈，一反彈一定會比原來更胖。這是因為脫離強制化的環境後，很快就失去效果，特別容易出現報復性大吃大喝。

和成年人不同，肥胖青少年的體重管理關鍵在於不能忽略生長發育的營養需求，要避免短期內體重迅速下降或體重降得太低，以免「過猶不及」而出現嚴重的臨床後果，減到長不高和心理出問題的例子並不少見。

彩蛋：想要變胖怎麼辦？

減重文章留言中總有人建議講講增重。

筆者比較瘦，出任「醫學營養減重門診」，據回饋，利於大家建立信心。

其實，工作 10 年，看得更多的反而是各式各樣的瘦者：筆者這類人總是「五行缺肉」，怎麼吃都不胖，偶爾多吃點胃腸馬上不舒服，又瘦了。

在這個喝水變胖、全民皆胖的時代，有人想胖而不得？事出反常必有其因。很多時候僅僅一個消化不好是解釋不了這種現象的。從醫師的經驗上來說，要先排除疾病，先把全身性的、比較嚴重的疾病排除，再從消化方面找原因。

無法變胖的患者一定要注意全身性的問題，如糖尿病，吃得多，瘦得不少，稍微一測葡萄糖耐受性或糖化血色素就確診了；又如甲亢，眼睛突出，很多人都沒意識到，又有些人眼睛沒有徵兆，只是基礎代謝率增加，看誰都不爽，怎麼吃都不胖，這反而容易被忽略。這種瘦子體檢一定得查一查甲狀腺功能。

還有一些嚴重的疾病，如腫瘤。有些年輕人。工作壓力大，生活不規律，經常性地有典型的腹脹、體重下降等現象，一檢查就被發現是胃癌晚期，這樣的年輕人臨床上也能遇得到；如

彩蛋：想要變胖怎麼辦？

結核；如免疫系統疾病累及消化道……

還有心理和壓力問題，除了「壓力肥」，也有「壓力瘦」，筆者比較常看到的是小女孩課業壓力大，比較好勝，結果越來越瘦。

在臨床上先把這些問題排除後，再把眼光落在消化系統上。

有沒有過消化道疾病既往史，如以前暴食引起胰腺炎，恢復後一吃油就拉肚子，為「胰」消得人憔悴；如幽門螺旋桿菌陽性、慢性胃炎，吃一口就脹，晨起後口乾；如炎症性腸病，隨著生活水準的提高，這一疾病的患者越來越多，通常表現為帶有黏液和膿血的大便。

消化道的重建，如做過手術（膽囊切除、胃大部分切除、小腸部分切除等）會導致消化系統的結構發生變化，對其功能一定會有影響，那麼如何平穩過渡、少走彎路？這可能需要專業營養醫師的幫助。

有沒有消化系統結構異常（如十二指腸阻塞）？簡單來說，因為瘦，肚子裡沒脂肪，所以撐不住腸繫膜上動脈和腹主動脈的夾角，這會壓迫十二指腸，引起嘔吐腹脹、體重下降、營養不良，單純依靠手術治療往往預後不佳，要慎重。又如胃下垂，剛喝一口水，瞬間就能到達盆腔。

雖然以上幾種情況並不多見，但在網路＋時代這些患者更容易聚在一起取暖，幾個病友還告訴筆者，他們建立了群組交

流病情。

欲增重者來就診，筆者一般會按照這個邏輯去排查，同時會為他們進行專業的營養評估和檢測，如 NRS2002，PG-SGA，MNA-SF 等，如果評估結果顯示有營養風險或營養不良，就建議患者接受專業的營養諮詢。

對於生活中的人們來說，筆者這裡有兩個簡單的辦法可供參考。

第一，BMI<18.5；第二，BMI 雖正常，但近期出現非減重／主觀性的體重顯著下降。

想要增重或者已經被醫師認定為營養風險或營養不良的患者可以參考下面的策略。

首先，到正規醫療院所的消化內科、內分泌科、外科、身心科和營養科就診，明確病因。別「頭痛醫頭」，治標不治本。

然後，可以考慮對症治療。如使用促進消化的藥物和腸胃蠕動促進劑等。

之後，腸內營養。增重一定不是單純一句拚命吃就能解決的問題，說白了，拚命吃要是有效的話早就胖了。在排除病因的同時，可以考慮加用腸內營養，名為腸內營養，實則是藥品。

對於部分因疾病導致營養不良的患者而言，腸內營養不僅是營養支持，更是治療手段。通俗地說就是按照製藥工藝把各種營養素彙總到一起，跟普通食物相比，藥品的成分更明確，

彩蛋：想要變胖怎麼辦？

營養更全面，稍加消化甚至無須消化即可被吸收。往上溯源，這類藥品最初是開發出來給太空人使用的。目前有一部分沒有藥品註冊的，也被叫做特殊醫學用途配方食品，其形式多樣：有粉狀的，像小朋友喝的奶粉一樣；有液體的，像瓶裝飲料。而其味道也有甜的，有苦的，有非常難喝的，滿足各種口味和需求。有糖尿病專用的，有腫瘤專用的。這些藥品通常由醫院開立，使用上應遵醫囑。

還有兩個細節可能對患者有幫助：一是要足量，如果達不到適當的劑量，效果可能有限；二是慢慢喝，啜飲更佳。經口服補充營養而增加體重，腸內營養是不二選擇。但對於嚴重營養不良者來說，有時甚至需要透過胃管等方式來進行腸內營養補充，更嚴重的還要靜脈注入腸外營養。當然，這些更加需要專業手段，多在醫院裡進行。畢竟增減體重，「我們是認真的」。

最後，吃飯是需要技術的，由於自身疾病狀況、身體條件不同，比較難控制品質，目前針對吃的技巧與增重的效果關係，仍缺乏高品質的研究。從經驗上來說，被診斷為營養不良者如不補充腸道營養配方，單純透過飲食可能難以糾正，但講究了吃的技巧後，患者普遍回饋是舒服多了。所以以下內容讀者可斟酌使用。

關於吃的技巧。有人說自己每天三頓飯吃了幾十年，還要學習吃飯？但對於想要增重的瘦子來講，吃飯是需要技巧的。

第一，少量多餐，可能是患者問醫師怎麼吃時得到的最常見回答。所謂「少量」即七八分飽就行，這裡有個簡單的判斷方法——覺得還能再吃兩口的時候就別吃了，「月滿則虧」，少一口可能狀態正好。多餐怎麼吃？不一而足。多數人可以考慮在三餐以外，將兩餐之間和晚餐到睡前之間作為 2～3 個額外加餐的時間，內容可以是水果、優酪乳等。也可以試試將午餐或晚餐的四分之一或三分之一挪出來，把三頓飯的量拆分成 5～6 次吃。

第二，增加咀嚼次數。細嚼慢嚥只是一句空話，很難讓人長期堅持，可以用手機設個鬧鐘在餐前提醒自己。很多人反應說嚼 15～20 下後嘴裡基本就沒什麼東西了；但這種行為對於體重管理，無論減重還是增重都有用，對減重利於防止反彈；對增重利於減輕消化負擔。

第三，飯後俯臥 3～5 分鐘。這適用於有胃下垂或十二指腸阻塞的患者。

關於吃的內容，這方面，食材種類百百種，讓人眼花撩亂，一些「健脾祛溼」的食材遠遠超出筆者的認知範圍，所以不敢置喙。下面只談一些比較通用的方法。

其一，少喝湯。很多人都愛喝湯，覺得又鮮又補，實則不然。湯裡營養少、油鹽多，對正常人來說也許無所謂，但對於瘦子來說，喝湯可能弊大於利，即便「把油都去掉」也是如此。

彩蛋：想要變胖怎麼辦？

經常有人在腹部或婦科手術後喝湯喝出乳糜腹水⋯⋯

其二，少吃可能讓人不適的食物，如有人對冰涼的食物很敏感⋯⋯

其三，要吃「軟飯」，溫和的主食要多蒸煮一會，這樣更易消化。

其四，優質蛋白不能少：清水煮兩個蛋白（不過敏的話），CP值高；清蒸瘦肉泥可以嘗試；喝脫脂牛奶；不要吃過度加工的豆製品。

其五，蔬菜瓜果都要有。多吃蔬菜，尤其是葉菜類，水果可以榨汁後加溫或蒸一下。與受寒不適或胃腸不蠕動的難過相比，這點營養素的損耗對瘦子來說可以忽略不計。

綜上，增重不了或者近期非自願體重下降明顯的人可能需要到醫院就診；急需增重的話補充腸內營養是個好選擇。吃飯還是要講求一點技巧。

國家圖書館出版品預行編目資料

吃飽了再減肥：醫生最想要你忘掉的那些「專業」建議！從基礎代謝到飲食時機，不挨餓也能瘦的健康真相 / 康軍仁 著. -- 第一版. -- 臺北市：沐燁文化事業有限公司, 2025.07
面； 公分
POD 版
ISBN 978-626-7708-42-2(平裝)
1.CST: 減重 2.CST: 健康法
411.94   114009021

吃飽了再減肥：醫生最想要你忘掉的那些「專業」建議！從基礎代謝到飲食時機，不挨餓也能瘦的健康真相

作　　　者：康軍仁
發　行　人：黃振庭
出　版　者：沐燁文化事業有限公司
發　行　者：崧燁文化事業有限公司
E ‑ m a i l：sonbookservice@gmail.com
粉　絲　頁：https://www.facebook.com/sonbookss/
網　　　址：https://sonbook.net/

地　　　址：台北市中正區重慶南路一段 61 號 8 樓
8F., No.61, Sec. 1, Chongqing S. Rd., Zhongzheng Dist., Taipei City 100, Taiwan
電　　　話：(02) 2370-3310　　傳　　真：(02) 2388-1990
印　　　刷：京峯數位服務有限公司
律師顧問：廣華律師事務所 張珮琦律師

-版權聲明

原著書名《吃飽了再減肥》。本作品中文繁體字版由清華大學出版社有限公司授權台灣沐燁文化事業有限公司出版發行。
未經書面許可，不得複製、發行。

定　　　價：375 元
發行日期：2025 年 07 月第一版
◎本書以 POD 印製